杨军宣　喻录容　宋　伟
主编

常见有毒中药材图鉴

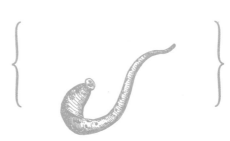

CHANG JIAN
YOUDU
ZHONGYAOCAI
TUJIAN

U0224673

重庆出版集团　重庆出版社

图书在版编目（CIP）数据

常见有毒中药材图鉴 / 杨军宣，喻录容，宋伟主编.
重庆 : 重庆出版社，2024. 11. -- ISBN 978-7-229
-19056-9

Ⅰ. R285.1-64

中国国家版本馆CIP数据核字第202497G25Y号

常见有毒中药材图鉴

CHANGJIAN YOUDU ZHONGYAOCAI TUJIAN

杨军宣　喻录容　宋　伟　主编

责任编辑：陈渝生　李林娟
责任校对：廖应碧
装帧设计：李南江

重庆出版集团
重庆出版社 出版

重庆市南岸区南滨路162号1幢　邮政编码：400061　http://www.cqph.com

重庆出版社艺术设计有限公司制版

重庆建新印务有限公司印刷

重庆出版集团图书发行有限公司发行

E-MAIL:fxchu@cqph.com　邮购电话：023-61520678

全国新华书店经销

开本：720mm×1000mm　1/16　印张：11.5　字数：256千
2024年11月第1版　2024年11月第1次印刷
ISBN 978-7-229-19056-9

定价：68.00元

如有印装质量问题,请向本集团图书发行有限公司调换:023-61520678

编写人员名单

主　　编　杨军宣　喻录容　宋　伟

副 主 编　柯秀梅　敬　勇　罗先钦　万思齐

编写人员（按姓氏笔画排序）

万思齐（成都市青羊区疾病预防控制中心）

王　刚（重庆中医药学院）

朱　彤（重庆医科大学）

刘小路（重庆医科大学）

李　化（中国中医科学院中药研究所）

李彩红（南京中医药大学）

杨军宣（重庆中医药学院）

杨雪峰（重庆众妙药业有限公司）

冷崇姣（重庆市食品药品检验检测研究院）

宋　伟（武汉大学人民医院）

张　梅（重庆医科大学）

罗先钦（重庆医科大学）

柯秀梅（重庆医科大学）

黄章丽（南京中医药大学）

敬　勇（重庆中医药学院）

喻录容（重庆医科大学）

前言

◆

　　中医药是中华民族的宝贵财富，有毒中药是中药的重要组成部分，它在中医药理论指导下可应用于一些疑难病症，具有独特疗效。随着新世纪生命科学的发展，有毒中药在现代临床上的应用日益广泛，如马钱子治疗风湿性关节病，斑蝥治疗癌症，砒霜治疗急性早幼粒细胞白血病等。

　　但是由于人们对有毒中药缺乏科学的认识，常见一些因不合理应用（或误用）有毒中药而产生不良反应，甚至导致死亡的报道。目前市场上有《中草药彩色图谱》等著作，但缺乏对有毒中药独有特征的专门描述，缺乏显微特征的描述，不利于全面认识、正确鉴别与合理使用有毒中药。针对这一问题，本书结合最新版《中华人民共和国药典》（2020年版一部）及《中药大辞典》等资料，对常见有毒中药从来源、采收加工、药材性状、饮片性状、粉末显微特征、功能主治、用法用量、使用注意等进行描述。本书力求做到科学性、知识性、实用性、普适性并举，以期为广大医药工作者、医药院校学生、中药材饮片生产及使用单位技术人员、中医药爱好者直观全面地认识、鉴别、采集及应用有毒中药提供参考。

　　本书在编写过程中，得到有关专家、单位及重庆出版社的大力支持和帮助，在此表示衷心的感谢。由于编著者水平有限，书中难免有不妥之处，敬祈同道斧正，谨表谢意。

编　者

2024年11月1日

目录

◆

第一章
总论

001 — 022

第二章
各论

023 — 166

附录

167 — 174

第一章

总论

◆ 常见
有毒中药材图鉴

对中药有毒与无毒的认识，可上溯到远古时代。《淮南子·修务训》云："神农尝百草之滋味，水泉之甘苦，……一日而遇七十毒。"古人把毒药看作一切药物的总称，而把药物的毒性看作是药物的偏性。2500年前西周时期的《周礼·天官·冢宰》有"医师掌医之政令，聚毒药以供医事"的说法。《尚书·说命篇》则谓："药弗瞑眩，厥疾弗瘳。"明代张景岳《类经》云："药以治病，因毒为能，所谓毒者，因气味之偏也。盖气味之正者，谷食之属是也，所以养人之正气。气味之偏者，药饵之属是也，所以去人之邪气，其为故也，正以人之为病，病在阴阳偏胜耳……大凡可辟邪安正者，均可称为毒药，故曰毒药攻邪也。"而《药治通义》引张载人语："凡药皆有毒也，非指大毒、小毒谓之毒。"与此同时，古代还把毒性看作药物毒副作用大小的标志。如《素问·五常政大论》把药物毒性强弱分为大毒、常毒、小毒、无毒四类，云："大毒治病，十去其六；常毒治病，十去其七；小毒治病，十去其八；无毒治病，十去其九；谷肉果菜食养尽之，无使过之、伤其正也。"而《神农本草经》三品分类法也是以药物毒性的大小、有毒无毒作为分类依据的，并提出了使用毒药治病的方法："若用毒药以疗病，先起如黍粟，病去即止，不去倍之，不去十之，取去为度。"综上所述，在古代，药物毒性的含义较广，既认为毒药是药物的总称，毒性是药物的偏性，又认为毒性是药物毒副作用大小的标志。

随着科技的发展，人们对药物毒性有了更为深入的认识，现代通常将药物毒性定义为其对机体产生的不良影响和损害，包括急性毒性、亚急性毒性、慢性毒性、亚慢性毒性和特殊毒性（如致癌、致突变、致畸胎、成瘾等）。对机体有毒性的中药为有毒中药。有毒中药对机体的不良影响和损害除了毒性外，还有副作用。中药的副作用有别于毒性作用。副作用是指在常用剂量时出现与治疗需要无关的不适反应，一般比较轻微，对机体危害不大，停药后可自行消失。

此外，由于中药常见一药多效，如常山既可解疟，又可催吐，若用来治疟疾，则催吐就是副作用，可见中药副作用尚有一定的相对性。需要在更为深入的研究、翔实的数据和充分的认识基础上，方能定义中药的毒性或副作用。

一、有毒中药的起源

毒药是人类在劳动生产与疾病作斗争过程中发现的一类药物，最早可追溯至我国原始人类的渔猎时代。其时，人们捕食各种动物、采摘各种植物，以资果腹生存。并有"神农尝百草之滋味，水泉之甘苦，令民知所避就。当此之时，一日而遇七十毒"的记载（《淮南子·修务训》）。先人经过积极探索、反复实践，逐渐发现某些药物不但有毒副作用，还可治疗某些不适之症。基于此，逐渐区分开食物与毒物，并掌握了有毒药物的适应证，如《淮南子·缪称训》曰："天雄乌喙，药之凶毒也，良医以活人"，有了用有毒中药治病的先例。毒药与一般药物共同用于治疗疾病，祖先们经过无数次验证，历代医家反复总结与继承补充，逐渐从中药中区分出了有毒中药。

二、有毒中药的发展史

我们祖先经过无数次试用、观察和总结，对有毒中药的认识不断加深，积累并丰富了有毒中药的使用经验，认识到有毒中药既可引起中毒反应又可治疗病症的两重性。

西周已有专业医生"聚毒药以供医事"和"五毒攻之"之说。春秋时期的《诗经》载有蟾酥。战国时期的《素问·五常政大论》云，"当今之世，必齐毒药攻其中"，"大毒治病，十去其六；常毒治病，十去其七；小毒治病，十去其八"，并附方13个，其中有毒药物5种。大诗人屈原的《离骚》载有杜衡、艾、莽草等毒药。我国最早的本草专著《神农本草经》（战国至东汉时期）按药物效用将其分为上、中、下三品。其中，下品125种，约占全书的1/3，专主大病，多有毒，不可多服、久服。"若用毒药疗病，先起如黍粟，病去即止，不去倍之，不去十之，取去为度"，"若有毒宜制，可用相畏、相杀者"。这两句话指出有毒中药宜从小剂量开始且不过量的使用注意事项，并特别交代了有毒中药的炮制减毒方法。这说明古代医者对急重症常用有毒中药进行治疗，并对其用法用量及炮制方法等有一定的研究和经验。

历代名医在使用有毒中药时非常注意饮片性味、药物炮制与配伍处方的规律，这一治则在历代使用的方剂中都有体现。汉代张仲景在《金匮玉函经》中应用较多有毒中药，如半夏、附子、细辛、巴豆、藜芦、杏仁、水蛭、商陆等，注意药物炮制，如"半夏父咀，以汤洗十数度，令水清滑尽，洗不熟有毒也"；麻黄"折之，皆先煮数沸，生则令人烦，汗出不可止，折节益佳"。其经典名方"大承气汤"和"大黄牡丹汤"治急腹症，"真武汤"、"四逆汤合附子汤"等治疗亡阳厥逆、阳虚体衰，"附桂八味丸合桂枝附子汤"主治寒证疼痛等就是有毒中药入方治疗急重症的代表。汉末《名医别录》对有毒药物的产地、采收、质量提出了明确要求："卑相生晋地及河东，立秋采茎，阴干，令青。蜚虻生江夏，五月取，腹有血者良。"

晋代葛洪《肘后备急方》有"治卒服药过剂烦闷方""治卒中诸药毒救解方"等关于中药毒副作用的记载。

南朝刘宋时代（公元420—479年），雷敩所著我国第一部炮制学专著《雷公炮炙论》特别强调，通过炮制可减轻有毒药物的毒性或烈性，提高疗效。如，半夏"若修事半夏四两，用捣了白芥子末二两，头醋六两，二味搅令浊，将半夏投于中，洗三遍用之。半夏上有涎，若洗不净，令人气逆，肝气怒满"；蜀椒"须去目及闭口者不用"。这一专著不但发展了药物的炮制加工技术，也为有毒中药学的进一步发展奠定了基础。

隋代巢元方《诸病源候论》专列"解诸药毒候"一章，谓："凡药云有毒及大毒者，皆能变乱，于人为害，亦能杀人。"这种认识已经接近现代对毒药的认识。他还指出"因食得者易愈，言食与药俱入胃，胃能容杂毒，又逐大便泻毒气，毒气未流入血脉，故易愈"，为后世及时采用灌胃洗肠治疗中毒奠定了理论基础。

唐显庆四年（公元659年），苏敬等撰写了《新修本草》（又名《唐本草》），这是我国乃至世界最早的一部药典，对药物标明了"有毒"或"无毒"、有"大毒"或"小毒"。如雄黄"味苦，甘寒，有毒"；杜仲"味辛甘，平，温，无毒"等。这部著作反映了这一时期的中药学成就，可见当时十分重视有毒中药的使用。《新修本草》和后世许多本草书籍除在药物项下记载有毒无毒外，还根据长期的临床经验，记述了药物的适应证、炮制方法，总结了配伍用药的"十八反""十九畏""妊娠禁忌""服药禁忌"等注意事项。

　　宋代唐慎微著的《经史证类备急本草》(简称《证类本草》)收载了较多有毒中药，并对药物的产地、采收、质量、方剂等方面做了进一步补充，在研究各有毒中药的修治和炮制方面有了很大的发展，并收录了前人使用有毒中药及中毒后的救治方法，如，砒霜"误中解之，用冷水研绿豆汤饮之"，大大充实了有毒中药的内容。宋代已将重要的配伍禁忌药物具体加以总结，列出其名称，亦即后世所遵循的"十八反""十九畏"。如妊娠用药的禁忌，因某些药物具有损害胎儿或堕胎的作用。禁用的大多是毒性较强或药性猛烈的药物，如巴豆、牵牛、大戟、斑蝥、商陆、麝香、三棱、莪术、水蛭、虻虫等；慎用的包括通经祛瘀、行气破滞及辛热药，如桃仁、红花、大黄、枳实、附子、干姜、肉桂等。

　　元代《元医药政令》颁布的毒药有乌头、附子、巴豆、砒霜、大戟、芫花、藜芦、甘遂、天雄、莨菪等，现行《中华人民共和国药典》(以下简称《中国药典》)中对大毒、有毒类中药的描述与之基本一致。

　　明代李时珍所著《本草纲目》收载药物1892种，其中312种标明有毒，按毒性大小区分为大毒、有毒、小毒和微毒四类，并对其产地、采收、质量优劣、炮制、临床应用、有毒解救等方面作了详细介绍。书中对药物毒性的记载和描述，至今仍不失其科学价值。

　　清代赵学敏所编《本草纲目拾遗》新增药物716种，首次收载鸦胆子、雷公藤和藤黄等毒性较大的药物，大大丰富了我国中药学宝库。

　　中华人民共和国成立后，在党中央的正确领导下，各项工作的发展突飞猛进，中医药工作者对许多重要的中药进行了成分分析与药理实验等。中医药出版物蓬勃发展，1965年出版的《中药炮制经验集成》收载了501种中药品种，并对每个品种的减毒增效的炮制方法作了叙述。近年来出版的《中药志》《全国中草药汇编》《中药大辞典》等，对有毒药物的产地、采收、优劣、成分、炮制、临床应用等方面作了较为详细的叙述，它们都是代表性中药巨著。科研工作者对有毒中药的研究开发与合理应用倍加关注，寻找抗癌、防治心脑血管疾病等疑难病症药物的研究也得到了较大的发展，并取得了可喜的成果，如砒霜(三氧化二砷)作为古今中外知名"毒品"，是急性早幼粒细胞白血病的有效药物；"有大毒"的斑蝥和蟾蜍对白血病、结肠癌、肝癌、膀胱癌和乳腺癌等多种癌症疗效显著；"有大毒"的附子对抗心衰疗效显著等。

中药的毒性是中药药性理论的重要组成部分。在中医临床中，毒性的有无及大小是确定用药剂量、使用时长和配伍等的主要依据之一。对中药的毒性评价，不同时代有不同的毒性分级方法，目前尚无统一标准。

一、中药毒性的传统分级

从药品安全性和风险管理来讲，对药物本身属性的"药性（毒性）"进行分级描述的中药毒性分级是我国独创的和特有的，是我国传统医药对人类认识药物性质和科学应用的一大发明创举和重大贡献。伴随临床用药经验的积累，对毒性研究的深入，中药毒性分级情况各不相同。如《黄帝内经》已有药物有毒无毒的论述，其中《素问·五常政大论》把药物毒性分为"大毒""常毒""小毒""无毒"四类。《神农本草经》分为"有毒""无毒"两类，并按毒性大小将药物分为上、中、下三品，后世称为"三品分类法"。《证类本草》《本草纲目》将毒性分为"大毒""有毒""小毒""微毒"四类。中药毒性的传统分级详见表1-1。

二、中药毒性的现代分级

一般认为："大毒"的药，使用剂量很小即可引起中毒，中毒症状发生快而且严重，易造成死亡；"有毒"的药，使用剂量较大才会引起中毒，中毒症状虽发生较慢，但比较严重，可能造成死亡；"小毒"的药，在治疗剂量的情况下不容易发生中毒，只有超大剂量才会发生中毒，中毒症状轻微，不易造成死亡。

目前最常用的毒性分级方法是半数致死量（LD_{50}）分级法。半数致死量是判定药物有无毒性及毒性大小的定量标准。这些毒性分级方法不足以反映实际临床中的情况，亟须科学的多指标分级法。如《毒药本草》依照临床中毒症状、半数致死量、有效量与中毒量、剂量、中毒潜伏期等多项指标，对中药毒性进行分级。详见表1-2。

现代文献著作也基本沿用了古代分级方法，详略有所差异。如《中国药典》2020年版使用三级划分法，将收录的有毒中药按大毒、有毒、小毒划分；《有毒中药大辞典》将有毒中药分为极毒、大毒、有毒和小毒；《常用有毒中药的毒性分析与配伍宜忌》使用四级划分法，分为剧毒、大毒、有毒和小毒。除了分级的差异，不同专著对有毒中药的界定、剂量也存在差异。如对某些中药，此云有毒，彼云小毒，或此云有毒，彼谓大毒，剂量也不一致，在一定程度上影响了临床应用。

目前通行的分类方法是《中国药典》采用的大毒、有毒、小毒三级分类方法。应该客观地指出，《中国药典》三种类型标志的有毒中药只能供参考，因为其大多是根据历代本草经验而来的，尚缺乏充分的现代研究数据作支撑。

表1-1　中药毒性的传统分级

年代	代表性人物/著作	毒性及分级描述	学术地位
战国至西汉	《黄帝内经》之《素问·五常政大论》	把药物毒性分为大毒、常毒、小毒和无毒	我国现存最早的医学典籍，传统医学四大经典著作之一
东汉	《神农本草经》	载药365种，分为上、中、下三品（三品分类法），把攻病愈疾的药物称为有毒，可久服补虚的药物看作无毒	我国现存最早的药物学专著，首次提出系统的毒性分级理论
东汉	张仲景《伤寒杂病论》	载药184种，其中有毒中药30多种，多采用炮、熬、洗、炒、煅（烧）5等炮制方法进行减毒处理；以有毒中药为主药或含有毒中药的方剂119首，占其创制的300多首方剂的2/5	确立有毒中药应用的基本原则、减毒防毒方法和应用有毒中药创制有效方剂
晋	葛洪《肘后备急方》	记载"治卒服药过剂烦闷方""治卒中诸药毒救解方"等中药毒副作用	中国第一部临床急救手册
南北朝	雷敩《雷公炮炙论》	各种药物通过适宜的炮制，可以提高药效，减轻毒性	我国最早的中药炮制学专著
隋	巢元方《诸病源候论》	专列"解诸药毒候"；谓"凡药云有毒及大毒者，皆能变乱，于人为害，亦能杀人"	接近现代对毒药的认识；为后世采用灌胃洗肠治疗中毒奠定了理论基础

续表

年代	代表性人物/著作	毒性及分级描述	学术地位
唐	苏敬等《新修本草》	具体药物项下有"有毒""无毒"的记载；总结配伍用药"十八反""十九畏""妊娠禁忌""服药禁忌"等注意事项	我国乃至世界最早的药典
宋	唐慎微《经史证类备急本草》	将重要的配伍禁忌药物具体加以总结，列出其名称，亦即后世所遵循的"十八反""十九畏"	集宋以前本草学之大成
元	《元医药政令》	所颁布的毒药有乌头、附子、巴豆、砒霜、大戟、芫花、藜芦、甘遂、天雄、莨菪等	现行《中国药典》的描述与其基本一致
明	李时珍《本草纲目》	载药1892种，其中312种标明有毒，按毒性大小分为大毒、有毒、小毒、微毒，其分类、应用及解毒方法等均较明以前诸本草详细	集我国16世纪之前药学成就之大成的药物学巨著；具有世界影响力的博物学著作
清	赵学敏《本草纲目拾遗》	纠正了《本草纲目》一些在毒性方面的错误说法	继《本草纲目》后，对药学的再一次总结

表1-2　中药毒性的现代分级

项目	大毒	有毒	小毒
中毒症状	十分严重	严重	一般副反应
脏器损害	重要脏器	重要脏器	少见脏器损害
用量较大时	死亡	死亡	不易死亡
LD_{50}	$5\,g\cdot kg^{-1}$	$5\sim15\,g\cdot kg^{-1}$	$16\sim50\,g\cdot kg^{-1}$
有效量与中毒量距离	十分接近	较远	很远
成人一次服用中毒量	<3 g	3~12 g	13~30 g
中毒潜伏期	<10 min	10~30 min	>30 min 或蓄积

为了确保疗效、安全用药、避免毒副作用的产生，必须注意用药禁忌。中药的用药禁忌主要包括配伍禁忌、证候禁忌、妊娠禁忌和服药的饮食禁忌四个方面。

一、配伍禁忌

所谓配伍禁忌，就是指某些药物合用会产生剧烈的毒副作用或降低和破坏药效，因而应该避免配合应用，即《神农本草经》所谓"勿用相恶、相反者"。据《蜀本草》谓《本经》载药365种，"相反者"18种，"相恶者"60种。金元时期将反药概括为"十八反"（乌头反贝母、瓜蒌、半夏、白蔹、白及；甘草反甘遂、大戟、海藻、芫花；藜芦反人参、丹参、玄参、沙参、细辛、芍药）、"十九畏"（硫黄畏朴硝，水银畏砒霜，狼毒畏密陀僧，巴豆畏牵牛，丁香畏郁金，川乌、草乌畏犀角，牙硝畏三棱，官桂畏赤石脂，人参畏五灵脂），共计37种反药，并编成歌诀，便于诵读。

"十八反"歌诀

本草明言十八反，半蒌贝蔹及攻乌，

藻戟遂芫俱战草，诸参辛芍叛藜芦。

"十九畏"歌诀

硫黄原是火中精，朴硝一见便相争，

水银莫与砒霜见，狼毒最怕密陀僧，

巴豆性烈最为上，偏与牵牛不顺情，

丁香莫与郁金见，牙硝难合京三棱，

川乌草乌不顺犀，人参最怕五灵脂，

官桂善能调冷气，若逢石脂便相欺，

大凡修合看顺逆，炮爁炙煿莫相依。

反药能否同用，历代医家众说纷纭。一些医家认为反药同用会增强毒性、损害机体，因而强调反药不可同用。除《神农本草经》提出"勿用相恶、相反者"外，《本草经集注》也谓"相反则彼我交仇，必不宜合"，孙思邈则谓"草石相反，使人迷乱，力胜刀剑"等，均强调了反药不可同用。《医说》甚则描述了相反药同用而致的中毒症状及救治方法。现代临床、实验研究也有不少文献报道反药同用（如贝母与乌头同用、巴豆与牵牛同用）引起中毒的例证。

此外，古代也有不少反药同用的文献记载，认为反药同用可起到相反相成、反抗夺积的效能。如《医学正传》谓"外有大毒之疾，必有大毒之药以攻之，又不可以常理论也。如古方感应丸，用巴豆、牵牛同剂，以为攻坚积药；四物汤加人参、五灵脂辈，以治血块；丹溪治尸瘵二十四味莲心散，以甘草、芫花同剂，而妙处在此，是盖贤者真知灼见，方可用之，昧者不可妄试以杀人也"，《本草纲目》也说"相恶、相反同用者，霸道也，有经有权，在用者识悟尔"，等等，都强调了反药可以同用。正如上述，古今反药同用的方剂也是屡见不鲜的，如《金匮要略》甘遂半夏汤中甘遂、甘草同用治留饮，赤丸以乌头、半夏合用治寒气厥逆；《千金翼方》中大排风散、大宽香丸都用乌头配半夏、瓜蒌、贝母、白芨、白蔹；《儒门事亲》通气丸中海藻、甘草同用；《景岳全书》的通气散则以藜芦配玄参治时毒肿盛、咽喉不利。现代也有文献介绍用甘遂、甘草配伍治肝硬化及肾炎水肿；人参、五灵脂同用活血化瘀治冠心病；芫花、大戟、甘遂与甘草合用治结核性胸膜炎。以上均取得了较好的效果，从而肯定了反药可以同用的观点。

现代研究表明，有些药物配伍时不可或不宜在同一处方中使用，需要禁用或慎用，而有些药物则可利用配伍关系降低毒性。如：马钱子不宜与麝香或含有麝香的药物同服，这是由于麝香对中枢神经的兴奋作用可增强马钱子的毒性，可使士的宁的致死率提高2~7倍；朱砂与昆布配伍，有效成分硫化汞和碘的含量均有所降低，并游离出汞，而发生汞中毒；半夏与乌头混合煎液，半夏单煎液，分别给小鼠灌胃，前者致死率提高2.48倍；而生姜与生半夏同用，则可降低生半夏的毒性。

由此可见，无论文献资料、临床观察及实验研究目前均无统一的结论，说明对"十八反""十九畏"的科学研究还要做长期艰苦、深入、细致的工作，去伪存真，才能得出准确的结论。目前在尚未搞清反药是否能同用的情况下，临床用药应采取慎重态度，对于其中一些反药若无充分把握，最好不使用，以免发生意外。

二、证候禁忌

由于药物的药性不同，其作用各有专长和一定的适应范围，因此，临床用药也就有所禁忌，称"证候禁忌"。毒性中药同其他药物一样具有寒、热、温、凉四种药性，有些毒性中药作用峻猛，毒副作用较强。因此，应根据病情的不同而谨慎运用，如制川乌性热、味苦辛、有毒，属燥烈之品，易伤阴血，若病属热证、阴虚者应忌用；巴豆霜性热、味辛、有大毒，属峻下逐水之品，易于损伤正气，故正虚邪实者应慎用。

三、妊娠禁忌

一般毒性药物均能损伤胎元，引起流产，损害母子健康，甚至危及生命安全，因此妊娠期妇女应禁用或慎用。如大戟、轻粉、蟅虫等毒性较强或毒性峻猛的药物应禁用；附子、细辛、干漆等辛热滑利、通经祛瘀、行气破滞之品应慎用。凡禁用的药物绝对不能使用，慎用的药物可以根据病情的需要，斟酌使用。必须强调指出，除非必用时，一般应尽量避免使用，以防发生事故。

"妊娠禁忌"歌诀

蚖斑水蛭及虻虫，乌头附子配天雄，

野葛水银并巴豆，牛膝薏苡与蜈蚣，

三棱芫花代赭麝，大戟蝉蜕黄雌雄，

牙硝芒硝牡丹桂，槐花牵牛皂角同，

半夏南星与通草，瞿麦干姜桃仁通，

硇砂干漆蟹爪甲，地胆茅根与蟅虫。

四、饮食禁忌

饮食禁忌是指服药期间对某些食物的禁忌，又简称"食忌"。《本草经集注》说，"服药不可多食生葫荽及蒜、鸡、生菜，又不可诸滑物果实等，又不可多食肥猪、犬肉、油腻肥羹、鱼鲙、腥臊等物"，指出了在服药期间，一般应忌食生冷、油腻、腥膻、有刺激性的食物。病情不同，饮食禁忌也有区别。如热病者忌食辛辣、油腻、煎炸性食物；寒病者忌食生冷食物、清凉饮料等；胸痹患者忌食肥肉、脂肪、动物内脏及烟、酒等；肝阳上亢头晕目眩、烦躁易怒等患者忌食胡椒、辣椒、大蒜、白酒等辛热助阳之品；黄疸胁痛患者忌食动物脂肪及辛辣烟酒刺激物；

脾胃虚弱者忌食油炸黏腻、寒冷固硬、不易消化的食物；肾病水肿患者忌食盐、碱过多的和酸辣太过的刺激食品；疮疡患者忌食鱼、虾、蟹等腥膻发物及辛辣刺激性食品。有些食物有碍疾病好转或者影响药效，甚至产生毒副作用，需要忌食，如砒石畏绿豆；冷水、醋、羊血、生草乌忌豉汁，畏饴糖，黑豆、冷水能解其毒；服用朱砂及其制品者忌服海带等。此外，古代文献记载：甘草、黄连、桔梗、乌梅忌猪肉；鳖甲忌苋菜；常山忌葱；地黄、何首乌忌葱、蒜、萝卜；丹参、茯苓、茯神忌醋；土茯苓、使君子忌茶；薄荷忌蟹肉以及蜜反生葱、柿反蟹，等等，这些也应作为服药禁忌的参考。

除上述几个方面外，还应注意：有毒中药不宜常服，以免蓄积中毒；部分毒性较强的中药仅供外用，不可内服；外用也不可用量过大，以免皮肤吸收中毒，如红粉、水银等。忌用器具，如朱砂、雄黄忌用铁器，朱砂忌用铝器，近年发现朱砂与铝能产生毒性较强的汞铝齐。忌加热火煅，如朱砂、雄黄等加热则生成新物质，毒性增加。

从我国古代对中药"毒性"的认识过程来看，中药"毒性"的内涵大致可以概括为两个观点：

其一，西汉以前是以"毒药"作为治病中药的总称，"毒性"即中药的偏性，是药物发挥效用的基础。毒是与中药治疗作用密切相关的特征性内涵，毒与药是相通的，《医学问答》云，"夫药本毒物，故神农辨百草谓之尝毒，药之治病，无非以毒拔毒，以毒攻毒"，张景岳云，"药以治病，因毒为能，所谓毒者，因气味之偏也。盖气味之正者，谷食之属是也，所以养人之正气。气味之偏者，药饵之属是也，所以去人之邪气，其为故也，正以人之为病，病在阴阳偏胜耳……大凡可辟邪安正者，均可称为毒药，故曰毒药攻邪也"。显然古人之所以将毒作为药物的代称，是因为毒反映了中药的偏性和治病功能。所以"凡药皆有毒（偏性）"的说法是完全正确的，只是毒有大小不同而已。毒（偏性）作为中药最基本的性能，用之得当，可发挥治疗效应，用之不当则对机体产生种种损害。

其二，中药毒性是指中药作用于人体后所产生的损害性。《神农本草经》在序列中将365种中药分为上、中、下三品，指出下品"多毒，不可久服"。隋代巢元方《诸病源候论·解诸药毒候》云："凡药物云有毒及大毒者，皆能变乱，于人为害，亦能杀人。"张景岳《类经·脉象类》指出："毒药，谓药之峻利者。"上述认识，比较接近近代对药物毒性的认识。唐代《新修本草》和现行《中国药典》在部分药物性味之下标明的"大毒"、"有毒"和"小毒"，大多是指一些具有一定毒性或副作用的药物。

可见，"毒"或者"毒性"作为中药的一种性能概念在我国具有悠久的历史，它既概括反映了中药的偏性及由此产生的治疗效应，又反映出药物有毒无毒的安全特征及在一定条件下对机体的损害性，古人根据中药毒的性能特征所提出的一系列用药原则和方法组成了中药学科具有独特内涵的"药毒理论"，为我们认识中药的性质、功能、毒性等提供了理论依据。应当指出的是，以上这些有关中药毒性的认识基本上都是靠人体尝试或者经验知识取得的，古代中药"毒"或者"毒性"与现代中药毒性概念中所谓"引起功能障碍、病理变化及死亡"的内涵有所不同，但中药"毒性"及"药毒理论"对指导临床安全、有效地使用中药，仍具有一定的现实性指导价值。

一、中药品种复杂

中药品种繁多，经历代本草不断增加至今已有万余种，这些药材来源复杂，存在同名异物或异名同物现象。不少药材的基源有数种甚至几十种，如白头翁有16种，石斛有20多种。不同基源的药材的生物活性及毒性也有差异。中药因品种混乱而引起的不良反应已不少见。如传统药材山豆根，在我国北方习用防己科植物蝙蝠葛（北豆根）；南方习用豆科植物柔枝槐的根（广豆根）。广豆根的毒性明显大于北豆根。有地方习用大叶柴胡代替柴胡使用，大叶柴胡有毒，急性中毒时，会导致痉挛及中枢兴奋等，故同属植物中也不能随便替代。来源不同，不仅所含化学成分及药效有差异，而且毒性的大小强弱也不相同。如"木通"有"川木通"和"关木通"之分。前者为毛茛科植物小木通或绣球藤的干燥藤茎，主产于四川、贵州和湖南等地，毒副作用很小；后者则为马兜铃科植物东北马兜铃的干燥藤茎，主产于东北三省。由于"关木通"内含有马兜铃酸A、B、D及其中间代谢物，可损伤肾小管及间质，使近端肾小管刷状缘脱落、坏死，出现肾性糖尿和低分子蛋白尿，引起远端肾小管酸中毒及低渗尿，患者可因肾功能衰竭而死亡。又如中药"防己"，有防己科植物"粉防己"和马兜铃科植物"广防己"之分。后者亦因含有马兜铃酸，使用过量可对肾脏产生明显的损害作用。因此，使用多来源中药时应注意来源及掌握用量，避免产生毒副反应。同一种有毒中药及近缘品种，从生物学的观点来看，其毒性毒理近似，其物质基础具有相似的化学成分。

二、品种的历史演变与剂型变迁

由于历史的演变，古今所用的一些中药品种已有变迁，对同名异物不加区分地使用可能导致不良反应。如"木通"，因产地与品种不同，有木通、关木通、川木通、淮木通、毛木通、大木通、小木通等之分。历代本草记载系木通科植物木通、三叶木通及其变种白木通，且皆言无毒，经现代化学和药理研究也证明无毒，但现已少用。现今药典收载的川木通为毛茛科植物小木通（*Clematis armandii* Franch.）或绣球藤（*C. montana* Buch.-Ham.）的干燥藤茎。木通为木通科植物木通［*Akebia quinata*（Thunb.）Decne.］、三叶木通［*A. trifoliata*（Thunb.）Koidz.］或白木通［*A. trioliata*（Thunb.）Koidz. var. *australis*（Diels）Rehd.］的干燥藤茎。关木通系马兜铃科植物东北马兜铃（*Aristolochia manshuriensis* Kom.）的藤茎。各地还有以木香马兜铃、大叶马兜铃、淮通马兜铃绣球藤等多种植物作木通使用者。可见古代所用木通与当今使用的木通品种已有演变，国内及日本所出现的木通肾毒性反应与此有关。另外，在中成药质量不稳定的前提下，改变给药途径是成药制剂发生毒副作用的重要原因之一。如外用、口服给药等改变为静脉、皮下注射给药，这对提高中药疗效、缩短起效时间、加速中药的现代化无疑是一个很大的进步。但是，由于相当一部分中药未完全弄清楚其物质基础及体内代谢过程等，因此在临床使用常有不良反应发生。

中药有丸、散、膏、汤等多种剂型，其特性各有不相同。《神农本草经》所言："药性有宜丸者、宜散者、宜水煎煮者、宜酒渍者、宜膏煎者，亦有一物兼宜者，亦有不可入汤酒者。并随药性，不得违越。"如乌头类药物所含剧毒成分为双酯型生物碱，3~4 mg 即可致死，若经加热煎煮则易被水解，变成低毒的乌头次碱或无毒的乌头原碱，其毒性仅分别为双酯型生物碱的 1/200 和 1/2000，仍然具有祛风湿、镇痛作用，其强心成分也不因加热而受影响，所以入汤剂较丸散毒小且有效。《本草别说》记载，细辛"若单用末不可过半钱匕，多则气闷塞，不通者死"。因此，历来就有"辛不过钱"之说。其实细辛的用量和剂型等有关，细辛入煎剂时其挥发油中所含有的有毒成分黄樟醚遇热挥发，毒性降低，故入汤剂可酌情加量，但不能妄用大剂量；而入丸散，必须慎重。

三、炮制不当或未经炮制

中药炮制后可降低毒性，减少副作用，还可以改变药性，提高疗效，有"生熟异治"之说。但是，近年来因忽视炮制工作而造成中药饮片质量下降的情况比较严重。这也是产生不良反应的重要原因之一。有学者分析了 52 例附子中毒事件，炮制不规范，或根本不经炮制是中毒的主要原因。川乌、草乌、附子等因含双酯型生物碱，对心脏有较强毒性，炮制的目的在于减毒，解毒的机制主要是双酯型生物碱遇热使其结构中的苯甲酰基被水解而脱落，然后进一步水解脱去乙酰基而成乌头胺，与此同时也伴随脱氧作用，生成塔拉乌头胺而使毒性降低。此外，川乌、草乌、附子在炮制过程中，乌头碱类生物碱8位上的乙酰基在较缓和的加热条件下被一些脂肪基酰置换，生成毒性较小的脂生物碱类。因此，含乌头类的方剂，先煎、久煎以破坏其毒性成分是科学的。若与其他药同煎，煎煮时间短，则毒性成分不能有效地被破坏，用之易引起中毒甚至死亡。

四、科研和科普工作滞后

众所周知，只有在国际上提出某中药或中成药内含有有毒物质，或者在临床使用出现了不良反应报告后，我们才呼吁有关部门立项研究。其中最为突出的例子：1978年新加坡政府卫生部决定禁用黄连，认为新生儿服用黄连会加重黄疸，而10年后中国国家自然基金委员会才将此立项研究，至1994年和2001年才分别完成研究并报告结果。基础研究及临床回顾性调查均证明，新生儿服用黄连未见任何不良反应。其实在我们提出报告之前，新加坡一些学者早已否定了他们以前的认识。另外，关于有毒中药的科普宣传做得很不够。因此，许多地区和人们对有关知识了解得很少，这也是造成使用中药后出现不良反应病例增多的原因之一。

五、方剂配伍不当

中医临床用药，多以方剂为主，一个方剂所用药味，少则几个，多则几十个，其功效应当是该方剂中所有药物的群体效应，若配合不当，不仅疗效降低，还可能增加毒性。如有人用全蝎、蜈蚣、牡丹皮和罂粟壳等组成方剂治疗浅表性胃炎，引起复合中毒，究其原因是组方失当。中药与西药组方共用是近年来的一种大胆尝试。组方合理确可收到良好的治疗效果，但是也有因为组方不合理而产生毒副作用的报道。如文献报道：氯化钾、氯化钠、碘化钠与含朱砂的中成药合用，可因生成有毒的氯化汞或碘化汞而引起药源性肠炎；将利舍平、异烟肼、呋喃唑酮等单胺氧化酶抑制剂与含麻黄的复方中成药合用，前者能妨碍去甲肾上腺素、多巴胺的灭活，而麻黄碱能促使去甲肾上腺素和多巴胺释放增加，造成这两种递质大量蓄积而引起头痛、恶心、呕吐、腹痛、腹泻甚至血压升高等反应；用黄芪、生地、花粉及格列本脲组成的消渴丸，应用后出现了低血糖性昏迷；如石膏、海螵蛸、龙骨、牡蛎等含钙最高，不宜与强心苷同用；又如青霉素不宜与茵陈合用，因为茵陈中所含的6，7-二甲氧基香豆素、挥发油和黄酮类物质，可拮抗青霉素的抗菌作用。这方面的报道还有不少。盲目地联用中西药物，不仅可相互拮抗，降低药效，还可能引起严重的毒副作用，甚至危及生命，因此，中西药联用应引起临床医生的足够注意。有学者归纳了一些最常用的中草药可能发生的药物相互作用，见表1-3。

表1-3 中草药与化学药的相互作用可能产生的不良反应

中草药	合用药物	不良反应
银杏、大蒜、当归、丹参、贯叶金丝桃	华法林（抗凝药）	导致出血倾向的增加
	5-羟色胺重吸收抑制剂：曲唑酮；舍曲林；奈法唑酮	轻度5-羟色胺综合征
贯叶金丝桃	茶碱、环孢素、地高辛、苯丙香豆素	降低它们的生物利用度
	帕罗西丁（抗抑郁药）	导致昏睡和语无伦次
	口服避孕药：炔雌醇；去氧孕烯	导致生殖器官破溃出血
人参	抗抑郁药（如苯乙肼）	引起头痛、震颤和狂躁
槟榔子	精神安定药：氟哌噻吨；环丙定；氟奋乃静	导致锥体束外症状加剧
	泼尼松龙或沙丁安醇	使气喘不能完全控制（槟榔碱能引起支气管收缩）
育亨宾	三环抗抑郁药	导致高血压（致低剂量育亨宾引起高血压，且作用剧烈）（单用导致高血压）
洋甘草	皮质类固醇药：泼尼松龙（口服或外用）；氢化可的松（口服或外用）	增加它们的生物利用度、提高血药浓度和降低清除率，主要是甘草甜素的作用
小柴胡汤	泼尼松龙	可降低泼尼松龙的血药浓度
银杏	阿司匹林	导致眼前房自动出血，因银杏内酯是PAF的强抑制剂
银杏（单用也有报道可致双侧硬膜血肿）	扑热息痛、麦角胺	导致双侧硬膜血肿
银杏仁	噻嗪类利尿剂	导致高血压
辣椒属植物	ACE抑制剂	可引起咳嗽，因辣椒素大量消耗P物质
南非钩麻	华法林	导致紫癜病

六、药不对症

中医治病，讲究辨证施治，对症下药，即指用药要因人因病因证因地因时而异，"对症下药，随证加减"，这是中医药治病的精髓。各种中药既有适应证，又有禁忌证。如：表虚自汗，阴虚盗汗者禁用解表发汗药。疮疡日久，淋病，失血患者虽有表证也应慎用解表药。脾胃气虚，食少便溏者慎用清热药，以防苦寒化燥伤阴。年老体虚，脾胃虚弱者慎用泻下药，妇女胎前产后及经期均应忌用泻下药。阴虚血燥及气虚者慎用芳香化湿药。阴亏津少，肾虚遗精遗尿者慎用利水渗湿药。实热证、阴虚火旺、津血亏虚者忌用温里药，等等。即使是甘草这样补中益气、清热解毒、祛痰止咳、缓急止痛、调和诸药之品，亦有湿盛胀满及浮肿者不宜用和反大戟、芫花、甘遂、海藻等禁忌证及注意事项。久服大剂量生甘草，可生湿助满，引起浮肿、钠潴留、血压升高、呕吐等不良反应。人参大补元气，补脾益肺，生津安神，适用于气虚脉微、喘促懒言、自汗等气虚证。实证、热证而正气不虚者忌用人参，而且还有反藜芦、畏五灵脂等注意事项。

七、用法不当或剂量过大

各种药物治疗疾病都有一定的剂量范围，中药虽然不像化学药物那样具有精确的起效量、极量和中毒剂量，但是《中国药典》等有关著作对各种中药的成人每日常用量均有明确规定，不适当地随意加大剂量常会产生毒副反应。许多药性峻猛的有毒中药治疗量与中毒剂量很接近，如草乌、斑蝥、蟾酥、砒石、马钱子等，如处方量过大易出现中毒。有报道称，某风湿病患者一次用生乌头 210 g，药后很快昏迷而死亡；有患者服斑蝥 9~10 g 中毒死亡。还有些患者对中药的毒副作用认识不足，认为中药无毒，随意加大药物剂量或胡乱服药，或苦于病痛，恨病吃药，不遵医嘱，擅自加大药量，结果服药中毒死亡。有报道称，一风湿性关节炎患者治病心切，将 6~9 次服完的雪上一枝蒿药酒 50 mL（含生药 2 g）一次服完后咽部感闭塞，15 min 后出现抽搐，30 min 后死亡。某患者因牙痛服山豆根 60 g，30 min 后神志不清、四肢抽搐、昏迷，后呼吸衰竭而死亡。某类风湿性关节炎患者，煎服雷公藤根 50 g，连服 15 天，因效差又煎服雷公藤根 100 g，次日出现中毒症状致急性肾功能衰竭、中毒性心肌炎，最终休克而死亡。其他，如关木通常用量 3~6 g，有人用至 18 g；制川乌常用量 1.5~3 g，有人用至 40 g；制马钱子常用量 0.3~0.6 g，有人用至 2 g；雄黄常用量 0.05~0.1 g，有人用至 1 g 等。如此超剂量服用有毒药物，必然发生毒副反应。

八、盲目使用"偏方""单方"或"秘方"

中医确有许多单方或偏方成功治大病的病例，但都是在掌握药性，了解病情，严格用法用量，随证加减的基础上取得良好效果的。一般说，单方或偏方有较强的针对性，如果药不对症，滥用误用，则更易产生毒副反应。近年来，随着中医药事业的发展，一些未经系统培训或学习中医药知识的医务人员，甚至"江湖医生"亦在滥用"单方""秘方""验方"为人治病，还有一些普通群众根据网络或有关书籍，自己选用和服用中药。上述中药的滥用成为中药中毒病例攀升的一个重要原因。有报道称，某患者单用关木通18 g治疗功能性子宫出血，连服数日后出现肾衰竭等严重毒副反应，说明"医生"既不了解关木通中所含的马兜铃酸可对泌尿系统产生严重损害，又违背关木通常用量3~6 g的规定。甘草在我国已有数千年的药用历史，在复方中的出现频率极高，但从不单用，亦未发生毒副作用。而在西方发达国家却因单独使用甘草酸引起假性醛固酮增多症而被禁用和限用。

当然，产生服用中药中毒的原因还有许多，如长时间服用的蓄积中毒、误服伪品（如将马桑子代山芝麻做糖果；或误以华山参与商陆代人参，以独角莲代天麻，以天仙子代菟丝子，以曼陀罗叶代大青叶等）、自行服药、乳母用药及个体差异（如年老、年幼、体质虚弱、过敏体质的人）等。

第二章

各论

丁公藤

Dinggongteng

◆ **来源** 本品为旋花科植物丁公藤（*Erycibe obtusifolia* Benth.）或光叶丁公藤（*E. schmidtii* Craib）的干燥藤茎。

◆ **生长环境与分布** 丁公藤 生于海拔100~1 200 m的山谷湿润密林中或路旁灌丛。分布于广东、广西、海南等地。

光叶丁公藤 生于海拔300~1 200 m的山谷密林中或疏生林中，在乔木上攀生。分布于广东、广西、云南、海南等地。

◆ **采收加工** 全年均可采收，切段或片，晒干。

◆ **药材性状** 本品为斜切的段或片，直径1~10 cm。外皮灰黄色、灰褐色或浅棕褐色，稍粗糙，有浅沟槽及不规则纵裂纹或龟裂纹，皮孔点状或疣状，黄白色，老的栓皮呈薄片剥落。质坚硬，纤维较多，不易折断，切面椭圆形，黄褐色或浅黄棕色，异型维管束呈花朵状或块状，木质部导管呈点状。气微，味淡。

◆ **饮片性状** 本品为椭圆形、长椭圆形或不规则的斜切片，直径1~10 cm，厚0.2~0.7 cm。外皮灰黄色、灰褐色或浅棕褐色，有浅纵沟槽，皮孔点状或疣状，黄白色或灰褐色。质坚硬，纤维较多。切面黄褐色或浅黄棕色，异型维管束呈花朵状或块状，木质部导管呈点状。气微，味淡。

◆ **粉末特征** 丁公藤 黄绿色。木

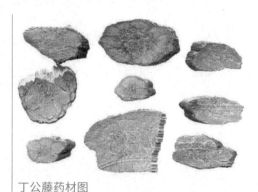

丁公藤药材图

栓细胞多角形，壁增厚。纤维呈束或单个散在，长梭形，壁孔斜裂隙状。石细胞类圆形、类卵形或有分枝，壁厚，木化，层纹及孔沟明显；髓部石细胞长柱形，两端平截或一端斜尖。导管网纹或具缘纹孔。可见草酸钙簇晶、方晶和淀粉粒。

光叶丁公藤　主要区别：木栓细胞多角形，壁厚，呈石细胞状。无髓部石细胞。

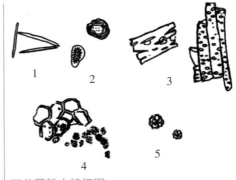

丁公藤粉末特征图
1. 纤维　2. 石细胞　3. 导管　4. 木栓细胞　5. 草酸钙簇晶

◆ **性味归经**　辛，温；有小毒。归肝、脾、胃经。

◆ **功能主治**　祛风除湿，消肿止痛。用于风湿痹痛，半身不遂，跌扑肿痛。

◆ **用法用量**　3~6 g，用于配制酒剂，内服或外搽。孕妇禁用。

◆ **使用注意**　体虚者慎服。

◆ **贮藏**　置干燥处。

九里香

Jiulixiang

◆ **来源**　本品为芸香科植物九里香（*Murraya erotica* L.）和千里香［*M. paniculata*（L.）Jack］的干燥叶和带叶嫩枝。

◆ **生长环境与分布**　九里香　生于干旱的旷地或疏林中。分布于福建、台湾、湖南、广东、海南、广西、贵州、云南等地。

千里香　生于较干旱的旷地或灌木丛中。分布于福建、台湾、广东、广西、云南等地。

◆ **采收加工**　全年均可采收，除去老枝，阴干。

◆ **药材性状**　九里香　嫩枝呈圆柱形，直径1~5 mm。表面灰褐色，具纵皱纹。质坚韧，不易折断，断面不平坦。羽状复叶有小叶3~9片，多已脱落；小叶片呈倒卵形或近菱形，最宽处在中部以上，长约3 cm，宽约1.5 cm；先端钝，急

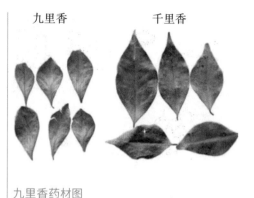

九里香　　千里香

九里香药材图

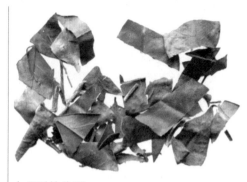

九里香饮片图

尖或凹入，基部略偏斜，全缘；黄绿色，薄革质，上表面有透明腺点，小叶柄短或近无柄，下部有时被柔毛。气香，味苦、辛，有麻舌感。

千里香　小叶片呈卵形或椭圆形，最宽处在中部或中部以下，长2~8 cm，宽1~3 cm，先端渐尖或短尖。

◆ **饮片性状**　呈中段片状，嫩枝呈圆柱形，直径1~5 mm。表面灰褐色，具纵皱纹。不易折断。叶片先端钝，急尖或凹入，基部略偏斜，全缘；黄绿色，薄革质，上表面有透明腺点，小叶柄短或近无柄，下部有时被柔毛。气香，味苦、辛，有麻舌感。

◆ **粉末特征**　本品粉末绿黄色或绿褐色。表皮细胞多角形或不规则形，有的垂周壁略波状弯曲。气孔多数不定式。非腺毛单细胞，壁厚，长30~100 μm。叶肉组织由圆形薄壁细胞组成，内含众多草酸钙簇晶，直径9~25 μm。纤维成束，周围薄壁细胞内含草酸钙方晶，形成晶纤维。栅栏组织细胞含草酸钙方晶，排列成行。油室圆形，直径60~120 μm，有的内含黄色油滴。

◆ **性味归经**　辛、微苦，温；有小毒。归肝、胃经。

◆ **功能主治**　行气止痛，活血散瘀。用于胃痛，风湿痹痛；外治牙痛，跌扑肿痛，虫蛇咬伤。

◆ **用法用量**　6~12 g。

◆ **使用注意**　阴虚火亢者忌用。孕妇禁用。

◆ **贮藏**　置干燥处。

了哥王

Liaogewang

◆ **来源**　本品为瑞香科植物了哥王［*Wikstroemia indica*（L.）C. A. Mey.］的干燥根或根皮。

◆ **生长环境与分布**　生于路旁、村边、山坡灌丛。分布于广东、广西、福建、江西、湖南、贵州等地。

◆ **采收加工**　全年均可采挖，洗净，晒干，或剥取根皮，晒干。

◆ **药材性状**　本品根呈弯曲的长圆柱形，常有分枝，直径 0.5~6 cm；表面黄棕色或暗棕色，有略突起的支根痕及不规则的纵沟纹及少数横裂纹，有的可见横长皮孔状突起；质硬而韧，断面皮部类白色，易剥离，木部淡黄色，具同心性环纹。根皮呈扭曲的条带状，厚 1.5~4 mm，强纤维性，纤维绒毛状。气微，味微苦、甘，嚼后有持久的灼热辛辣不适感。

◆ **饮片性状**　本品根呈段状，长 5~10 cm。其余同生品性状。

◆ **粉末特征**　本品粉末淡黄棕色。淀粉粒众多，单粒，圆形、长圆形、卵圆形、三角形及不规则形，直径 7.5~25 μm，脐点点状、人字状、裂缝状、复粒 2~4 分粒相聚。黏液细胞黄棕色，圆形、椭圆形，直径 25~62 μm。纤维众多，无色，有分枝，直径 20~25 μm，壁薄。导管具缘纹孔，直径 37~70 μm。可见木栓细胞碎片。

◆ **性味归经**　苦，寒；有毒。归肺、胃经。

◆ **功能主治**　清热解毒，散结逐水。用于肺热咳嗽、疟腮、瘰疬，风湿痹痛，疮疖肿毒，水肿腹胀。

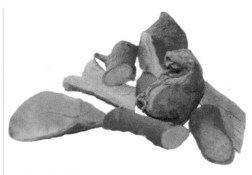

了哥王药材图

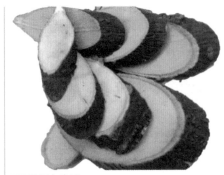

了哥王饮片图

◆ **用法用量**　根 10~15 g，根皮 9~12 g，久煎后服用。

◆ **使用注意**　孕妇忌服；粉碎或煎煮时易引起皮肤过敏，宜注意防护；一般煎煮 3 h 以上。

◆ **贮藏**　置通风干燥处。

八角莲

Bajiaolian

◆ **来源**　本品为小檗科植物八角莲 [*Dysosma versipellis*（Hance） M. Cheng ex T. S. Ying]的干燥根茎。

◆ **生长环境与分布**　生于 300~2 200 m 的山坡林阴湿处。分布于云南、贵州、四川、广西等地。

◆ **采收加工**　秋、冬季采挖，洗净，晒干。

◆ **药材性状**　本品呈扁长的结节状，长 6~15 cm，直径 2~4 cm。表面黄棕色至棕褐色，上面有凹陷的茎基痕，陷窝略重叠，连珠状排列，茎基痕边缘有环状皱纹，底部可见筋脉点突起；下面略平坦，残留须根痕。质硬而脆，结节处易折断，断面淡红棕色或黄白色。气微，味苦。

◆ **饮片性状**　本品呈圆形或椭圆形厚片。表面黄棕色至棕褐色，质硬而脆，易折断。角质样。气微，味苦。

◆ **粉末特征**　本品粉末黄棕色，石细胞方形、类圆形、椭圆形或三角形，直径 68~160 μm，壁厚 20~40 μm，孔沟

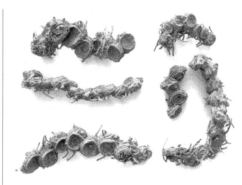

八角莲药材图

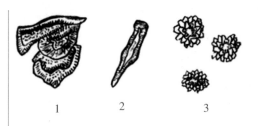

1　　　　　　2　　　　　　3

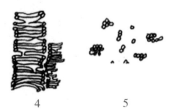

4　　　　　　　　5

八角莲粉末特征图

1.石细胞　2.木纤维　3.草酸钙簇晶　4.导管　5.淀粉粒

细密，纹孔清晰。木纤维呈束或散在，顶端较平钝，长 125~1740 μm，直径 40~70 μm，孔沟细密，木化。草酸钙簇晶众多，散在或存在于薄壁细胞中，直径 12~80 μm。淀粉粒多单粒，类圆形或椭圆形，直径 4~24 μm。脐点点状或"人"字状，表皮细胞多角形或长方形，黄棕色，直径 44~80 μm。导管多为网纹导管，直径 40~72 μm。

◆ **性味归经**　辛、苦，平；小毒。归肺、肝经。

◆ **功能主治**　清热解毒，化痰散结，祛瘀消肿。用于肺热痰咳，咽喉肿痛，痈肿疔疮，瘰疬，跌打损伤，毒蛇咬伤。

◆ **用法用量**　内服：煎汤，3~12 g；或入丸、散。外用：磨汁或浸醋、酒涂搽；捣烂或研末调敷。

◆ **使用注意**　孕妇禁服，体质虚弱者慎服。

◆ **贮藏**　置干燥处。

千里光

Qianliguang

◆ **来源**　本品为菊科植物千里光（*Senecio scandens* Buch. -Ham.）的干燥地上部分。

◆ **生长环境与分布**　生于山坡，疏林下，灌木丛，沟边、路旁草丛中。分布于我国西北至西南部，中部，东南部。

◆ **采收加工**　全年可采收，除去杂质，阴干。

◆ **药材性状**　本品茎呈细圆柱形，稍弯曲，上部有分枝；表面灰绿色、黄棕色或紫褐色，具纵棱，密被灰白色柔毛。叶互生，多皱缩破碎，完整叶片展平后呈卵状披针形或长三角形，有时具 1~6 侧裂片，边缘有不规则锯齿，基部戟形或截形，两面有细柔毛。头状花序；总苞钟形；花黄色至棕色，冠毛白色。气微，味苦。

◆ **饮片性状**　同药材。

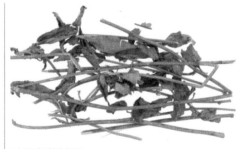

千里光药材图

◆ **粉末特征**　本品粉末淡棕褐色。纤维成束，壁厚，木化，直径14~28 μm。木薄壁细胞长方形，壁稍厚，纹孔明显，直径20~30 μm。非腺毛2~12个细胞，常断裂，直径12~30 μm。气孔不定式。导管以螺纹、梯纹为主。花粉粒球形，直径22~40 μm，壁表面有刺，有3个萌发孔。

千里光饮片图

◆ **性味归经**　苦，寒。归肺、肝经。

◆ **功能主治**　清热解毒，明目，利湿。用于痈肿疮毒，感冒发热，目赤肿痛，泄泻痢疾，皮肤湿疹。

◆ **用法用量**　15~30 g。外用适量，煎水熏洗。

◆ **使用注意**　肝功能不全者及孕妇慎用。

◆ **贮藏**　置通风干燥处。

千金子

Qianjinzi

◆ **来源**　本品为大戟科植物续随子（*Euphorbia lathyris* L.）的干燥成熟种子。

◆ **生长环境与分布**　生于向阳山坡。分布于黑龙江、辽宁、河北、山东、江苏、福建、湖南、广西、云南、四川等地。

◆ **采收加工**　夏、秋果实成熟时采收，除去杂质，干燥。

◆ **药材性状**　本品呈椭圆形或倒卵形，长约5 mm，直径约4 mm。表面灰棕色或灰褐色，具不规则网状皱纹，网孔凹陷处灰黑色，形成细斑点。一侧有纵沟状种脊，顶端为突起的合点，下端为线形种脐，基部有类白色突起的种阜或具脱落后的疤痕。种皮薄脆，种仁白色或黄白色，富油质。气微，味辛。

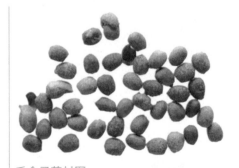

千金子药材图

◆ **饮片性状**　同药材。

◆ **粉末特征**　本品粉末深棕色，内种皮细胞棕色或深棕色，侧面观细胞呈细长柱状，排列紧密，稍弯曲，下段渐细，末端平整或钝圆，长72~281 μm，宽9~22 μm，壁厚3~9 μm，孔沟细长而稀疏，胞腔较宽，内含红棕色物或深棕色物；细胞表面观呈类圆形。内表皮细胞侧面观呈长方形或类方形，宽9~20 μm，排列呈短栅状，外侧径向壁薄而稍弯曲，向内及内壁增厚，壁厚1~2 μm；细胞表面观呈多角形，排列紧密，壁稍厚，无细胞间隙。种皮表皮细胞椭圆形或半圆形，略

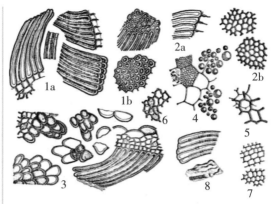

千金子粉末特征图
1.种皮厚壁栅状细胞（a.侧面观 b.表面观） 2.种皮薄壁栅状细胞（a.侧面观 b.表面观） 3.种皮表皮细胞 4.内胚乳细胞 5.外胚乳细胞 6.种皮下皮细胞 7.子叶细胞 8.棕色块及螺导管

呈乳头状或绒毛状突起，外壁增厚，胞腔常充满黄棕色或红棕色物，有的无色素。内胚乳细胞类圆形，直径36~63 μm，壁薄，胞腔内含圆形或小颗粒状糊粉粒，并且含有脂肪油滴。外胚乳细胞极少见，呈类多角形，壁稍厚，子叶细胞淡黄绿色，内含糊粉粒和脂肪油滴。

◆ **性味归经** 辛，温；有毒。归肝、肾、大肠经。

◆ **功能主治** 泻下逐水，破血消癥；外用疗癣蚀疣。用于二便不通，水肿，痰饮，积滞胀满，血瘀经闭；外治顽癣，赘疣。

◆ **用法用量** 1~2 g，去壳，去油用，多入丸散服。外用适量，捣烂敷患处。

◆ **使用注意** 孕妇禁用。

◆ **贮藏** 置阴凉干燥处，防蛀。

土荆皮

Tujingpi

◆ **来源** 本品为松科植物金钱松 [*Pseudolarix amabilis*（Nelson）Rehd.] 的干燥根皮或近根树皮。

◆ **生长环境与分布** 喜生于向阳处，生于山林林缘及杂木林中。产于江苏、

安徽、浙江、江西、福建、湖北、湖南等地。

◆ **采收加工**　夏季剥取，晒干。

◆ **药材性状**　根皮呈不规则的长条状，扭曲而稍卷，大小不一，厚2~5 mm。外表面灰黄色，粗糙，有皱纹和灰白色横向皮孔样突起，粗皮常呈鳞片状剥落，剥落处红棕色；内表面黄棕色至红棕色，平坦，有细致的纵向纹理。质韧，折断面呈裂片状，可层层剥离。气微，味苦而涩。树皮呈板片状，厚约8 mm，粗皮较厚。外表面龟裂状，内表面较粗糙。

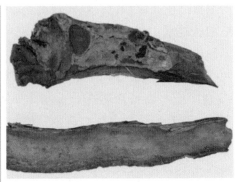
土荆皮药材图

◆ **饮片性状**　本品呈条片状或卷筒状。外表面灰黄色，有时可见灰白色横向皮孔样突起。内表面黄棕色至红棕色，具细纵纹。切面淡红棕色至红棕色，有时可见细小白色结晶，可层层剥离。气微，味苦而涩。

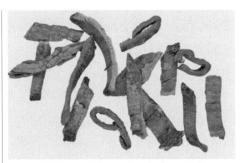
土荆皮饮片图

◆ **粉末特征**　本品粉末淡棕色或棕红色。石细胞多，类长方形、类圆形或不规则分枝状，直径30~96 μm，含黄棕色块状物。筛胞大多成束，直径20~40 μm，侧壁上有多数椭圆形筛域。黏液细胞类圆形，直径100~300 μm。树脂细胞纵向连接呈管状，含红棕色至黄棕色树脂状物，有的埋有草酸钙方晶。木栓细胞壁稍厚，有的木化，并有纹孔。

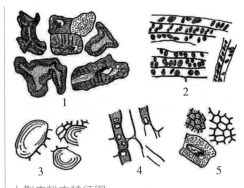
土荆皮粉末特征图
1.石细胞　2.筛胞　3.黏液细胞　4.树脂细胞　5.木栓细胞

◆ **性味归经**　辛，温；有毒。归肺、脾经。

◆ **功能主治**　杀虫，疗癣，止痒。用于疥癣瘙痒。

◆ **用法用量**　外用适量，醋或酒浸涂搽，或研末调涂患处。

◆ **使用注意**　孕妇慎用。

◆ **贮藏**　置干燥处。

大风子

Dafengzi

◆ **来源** 本品为大风子科植物海南大风子 [*Hydnocarpus hainanensis* (Merr.) Sleum.] 的成熟种子。

◆ **生长环境与分布** 喜高温、高湿环境。分布于广东、广西、海南等地。

◆ **采收加工** 采摘成熟果实，取出种子，晒干。

◆ **药材性状** 本品呈不规则卵圆形或多面形，稍有钝棱，长约 1~2.5 cm，直径约 1~2 cm。外皮灰棕色或灰褐色，有细纹，较小的一端有明显的沟纹。种皮厚而坚硬，厚约 1.5~2 mm，内表面光滑，浅黄色或黄棕色，种仁与种皮分离，种仁两瓣，灰白色，有油性，外被一层红棕色或暗紫色薄膜。气微，味淡。

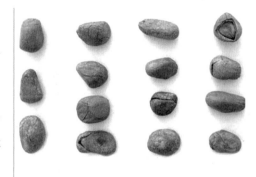

大风子药材图

◆ **饮片性状** 同药材。

◆ **粉末特征** 粉末灰棕色。石细胞棕黄色或淡黄色，类长方形、纤维状、多角形、类圆形或短棒状，长 25~102（~160）μm，直径 19~46 μm，壁厚 6~20 μm，孔沟多明显，有的呈分枝状。纤维多成片，棕黄色或淡黄色，长梭状，先端钝，有的一端较尖，直径 11~28 μm，壁厚 5~13 μm，胞腔多明显，纹孔和孔沟不明显或隐约可见。

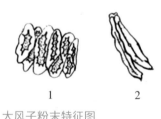

1   2

大风子粉末特征图
1.石细胞 2.纤维

◆ **性味归经** 辛，热；有毒。归肝、脾、肾经。

◆ **功能主治** 祛风燥湿，攻毒杀虫。一般外用治麻风、荨麻疹、酒渣鼻、神经性皮炎、疥癣等。

◆ **用法用量** 内服，入丸、散，一次 0.3~1 g；煎服，每次 1.5~3 g。外用：捣敷或煅存性研末调敷。

◆ **使用注意** 本品性毒烈，一般只外用，内服宜慎重。

◆ **贮藏** 置阴凉干燥处。

大皂角

Dazaojiao

◆ **来源**　本品为豆科植物皂荚（*Gleditsia sinensis* Lam.）的干燥成熟果实。

◆ **生长环境与分布**　生于海拔200~2 500 m的山坡林中、山谷。华东、西南、中南、华北及甘肃、陕西等地有分布。

◆ **采收加工**　秋季果实成熟时采摘，晒干。

◆ **药材性状**　本品呈扁长的剑鞘状，有的略弯曲，长15~40 cm，宽2~5 cm，厚0.2~1.5 cm。表面棕褐色或紫褐色，被灰色粉霜，擦去后有光泽，种子所在处隆起。基部渐窄而弯曲，有短果柄或果柄痕，两侧有明显的纵棱线。质硬，摇之有声，易折断，断面黄色，纤维性。种子多数，扁椭圆形，黄棕色至棕褐色，光滑。气特异，有刺激性，味辛辣。

◆ **饮片性状**　同药材。

◆ **粉末特征**　粉末棕红色。石细胞众多，类圆形或不规则形，有纹孔，壁厚腔小，层纹明显；厚壁孔纹细胞，长方形，细胞壁强木化，纹孔明显；果皮表皮细胞表面观为类圆形，含内容物；种皮栅状细胞侧面观可见光辉带位于中间偏外1/3或1/2处。可见晶纤维和草酸钙晶体。

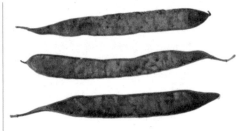

大皂角药材图

◆ **性味归经**　辛、咸，温；小毒。归肺、大肠经。

◆ **功能主治**　祛痰开窍，散结消肿。用于中风口噤昏迷不醒，癫痫痰盛，关窍不通，喉痹痰阻，顽痰喘咳，咳痰不爽，大便燥结；外治痈肿。

◆ **用法用量**　1~1.5 g，多入丸、散用。外用适量，研末吹鼻取嚏或研末调敷患处。

◆ **使用注意**　孕妇及咯血、吐血患者忌服。

◆ **贮藏**　置干燥处，防蛀。

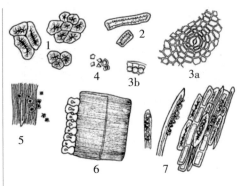

大皂角粉末特征图

1.石细胞　2.厚壁孔纹细胞　3.果皮表皮细胞（a.表面观　b.侧面观）　4.草酸钙方晶　5.草酸钙簇晶　6.种皮栅状细胞与支持细胞　7.晶纤维

山豆根

Shandougen

◆ **来源**　本品为豆科植物越南槐（*Sophora tonkinensis* Gagnep.）的干燥根和根茎。

◆ **生长环境与分布**　生于向阳的石灰岩山地或岩石缝中。分布于云南、贵州、广西等地，主产于广西。

◆ **采收加工**　秋季采挖，除去杂质，洗净，干燥。

◆ **药材性状**　本品根茎呈不规则的结节状，顶端常残存茎基，其下着生根数条。根呈长圆柱形，常有分枝，长短不等，直径0.7~1.5 cm。表面棕色至棕褐色，有不规则的纵皱纹及横长皮孔样突起。质坚硬，难折断，断面皮部浅棕色，木部淡黄色。有豆腥气，味极苦。

◆ **饮片性状**　本品为不规则的类圆形厚片。外表皮棕色至棕褐色。切面皮部浅棕色，木部淡黄色。有豆腥气，味极苦。

◆ **粉末特征**　本品粉末淡黄色，木栓细胞黄棕色至淡棕色，侧面观呈长方形，壁微弯曲；表面观呈多角形，垂周壁薄或稍厚，有的具纹孔，呈断续状。纤维众多，无色或黄棕色，呈松散的束或单个散在；纤维细长，常扭曲，末端钝圆，直径11~13 μm，少数膨大部分可至54 μm，壁稍厚，非木化，初生壁易与次生壁分离，表面有不规则纵裂纹；纤维素周围的细胞含草酸钙方晶，形成晶纤维，含晶细胞的壁不均匀增厚。草酸钙方晶呈双锥形、类方形、菱形、多面形或不规则块状，直径5~30 μm。导管淡黄色至金黄色，主为具缘纹孔，亦有网纹，直径10~126 μm。木化薄壁细胞长条形或长方形，壁稍厚，微木化，有细小

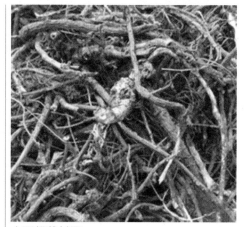

山豆根药材图

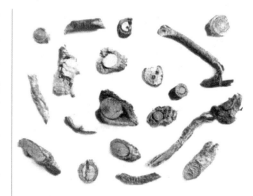

山豆根饮片图

纹孔。淀粉粒单粒呈圆形至类圆形，直径4~22 μm，脐点和层纹均不明显，复粒由2~8个分粒组成。石细胞偶见，单个散在或两个相聚，有的与纤维连接，淡黄色，类圆形、长方形或类椭圆形，直径45~70 μm。

◆ **性味归经**　苦，寒；有毒。归肺、胃经。

◆ **功能主治**　清热解毒，消肿利咽。用于火毒蕴结，乳蛾喉痹，咽喉肿痛，齿龈肿痛，口舌生疮。

◆ **用法用量**　3~6 g。

◆ **使用注意**　肝功能不全者慎用。

◆ **贮藏**　置干燥处。

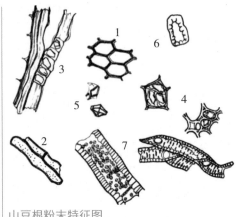

山豆根粉末特征图
1.木栓细胞　2.木薄壁细胞　3.晶纤维　4.含晶厚壁细胞　5.草酸钙方晶　6.石细胞　7.导管

山慈菇

Shancigu

◆ **来源**　本品为兰科植物杜鹃兰 [*Cremastra appendiculata* （D. Don） Makino]、独蒜兰 [*Pleione bulbocodioides* （Franch.） Rolfe] 或云南独蒜兰 （*P. yunnanensis* Rolfe） 的干燥假鳞茎。前者习称"毛慈菇"，后二者习称"冰球子"。

◆ **生长环境与分布**　杜鹃兰　生于海拔500~2 900 m的林下阴湿地方。分布于陕西、山西、甘肃、河南、安徽、湖南、湖北、江苏、浙江、江西、广东、云南、贵州、四川、西藏、台湾等地。

独蒜兰　生于海拔900~3 600 m的常绿阔叶林下、灌木林缘、苔藓覆盖的岩石。分布于陕西、甘肃、河南、安徽、湖南、湖北、浙江、江西、广东、云南、贵州、四川、西藏等地。

云南独蒜兰　生于海拔1 100~3 500 m的灌木林缘、苔藓覆盖的岩石。分布于云南、贵州、四川、西藏等地。

◆ **采收加工**　夏、秋二季采挖，除去地上部分及泥沙，置沸水锅中蒸煮至透心，干燥。

◆ **药材性状**　毛慈菇　呈不规则扁球形或圆锥形，顶端渐突起，基部有须根痕。长1.8~3 cm，膨大部分直径1~2 cm。表面黄棕色或棕褐色，有纵皱纹或纵沟，中部有2~3条微突起的环节，节上有鳞片叶干枯腐烂后留下的丝状纤维。质坚硬，难折断，断面灰白色或黄白色，略呈角质。气微，味淡，带黏性。

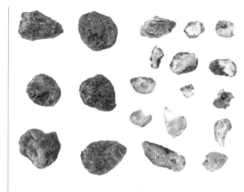

山慈菇药材与饮片图

冰球子　呈圆锥形，瓶颈状或不规则团块，直径1~2 cm，高1.5~2.5 cm。顶端渐尖，尖端断头处呈盘状，基部膨大且圆平，中央凹入，有1~2条环节，多偏向一侧。除去外皮者表面黄白色，带表皮者浅棕色，光滑，有不规则皱纹。断面浅黄色，角质半透明。

◆ **饮片性状**　同药材。

◆ **粉末特征**　山慈菇粉末　黏液质内含草酸钙针晶，针晶长40~90 μm，导管螺纹及网纹，壁微木化。黏液细胞类圆形或类椭圆形，直径为45~140 μm，细胞中充满细小颗粒状黏液质。后生表皮

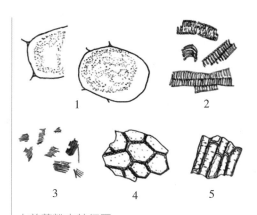

山慈菇粉末特征图

1.黏液细胞　2.导管　3.草酸钙针晶　4.后生表皮细胞　5.木薄壁细胞

细胞呈块片状，表面观呈多角形，壁略增厚，黄棕色，有稀疏的细小壁孔。

冰球子粉末　与毛慈菇不同处为后表皮细胞念珠状增厚，导管多为螺纹。

◆ **性味归经**　甘，微辛，凉。归肝、脾经。

◆ **功能主治**　清热解毒，化痰散结。用于痈肿疔毒，瘰疬痰核，蛇虫咬伤，癥瘕痞块。

◆ **用法用量**　3~9 g。外用适量。

◆ **使用注意**　不可过量服用。

◆ **贮藏**　置干燥处。

川 乌

Chuanwu

◆ **来源**　本品为毛茛科植物乌头（*Aconitum carmichaelii* Debx.）的干燥母根。

◆ **生长环境与分布**　生于山地、丘陵、林缘。分布于辽宁、山东、河南、江苏、浙江、安徽、广西、江西、四川等地；四川有大量栽培。

◆ **采收加工**　6月下旬至8月上旬采挖，除去子根、须根及泥沙，晒干。

◆ **药材性状**　本品呈不规则的圆锥形，稍弯曲，顶端常有残茎，中部多向一侧膨大，长2~7.5 cm，直径1.2~2.5 cm。表面棕褐色或灰棕色，皱缩，有小瘤状侧根及子根脱离后的痕迹。质坚实，断面类白色或浅灰黄色，形成层环纹呈多角形。气微，味辛辣、麻舌。

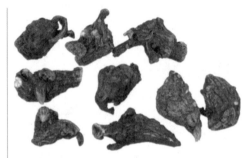

川乌药材图

◆ **饮片性状**　生川乌　同药材。

制川乌　本品为不规则或长三角形的片。表面黑褐色或黄褐色，有灰棕色形成层环纹。体轻，质脆，断面有光泽。气微，微有麻舌感。

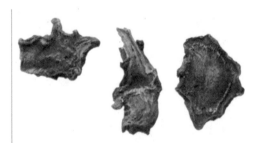

川乌饮片图

◆ **粉末特征**　本品粉末灰黄色。淀粉粒呈单粒球形、长圆形或肾形，直径3~22 μm；复粒由2~15个分粒组成。石细胞近无色或淡黄绿色，呈类长方形、类方形、多角形或一边斜尖，直径49~117 μm，长113~280 μm，壁厚4~13 μm。壁厚者层纹明显，纹孔较稀疏。后生皮层细胞棕色，有的壁呈瘤状增厚，突入细胞腔。导管淡黄色，主为具缘纹孔，直径29~70 μm，末端平截或短尖，穿孔位于端壁或侧壁，有的导管分子粗短拐曲或纵横互相连接。

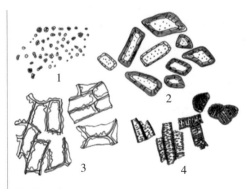

川乌粉末特征图

1.淀粉粒　2.石细胞　3.后生皮层细胞　4.导管

◆ **性味归经**　辛、苦，热；有大毒。归心、肝、肾、脾经。

◆ **功能主治**　祛风除湿，温经止痛。用于风寒湿痹，关节疼痛，心腹冷痛，寒疝作痛及麻醉止痛。

◆ **用法用量**　一般炮制后用。

◆ **使用注意**　生品内服宜慎；孕妇禁用；不宜与半夏、瓜蒌、瓜蒌子、瓜蒌皮、天花粉、川贝母、浙贝母、平贝母、伊贝母、湖北贝母、白蔹、白及同用。

◆ **贮藏**　置通风干燥处，防蛀。

川楝子

Chuanlianzi

◆ **来源**　本品为楝科植物川楝（*Melia toosendan* Sieb. et Zucc.）的干燥成熟果实。

◆ **生长环境与分布**　生于丘陵、平原或栽培。分布于甘肃、陕西、河南、湖南、湖北、云南、贵州、四川等地。

◆ **采收加工**　冬季果实成熟时采收，除去杂质，干燥。

◆ **药材性状**　本品呈类球形，直径2~3.2 cm。表面金黄色至棕黄色，微有光泽，少数凹陷或皱缩，具深棕色小点。顶端有花柱残痕，基部凹陷，有果梗痕。外果皮革质，与果肉间常成空隙，果肉松软，淡黄色，遇水润湿显黏性。果核呈球形或卵圆形，质坚硬，两端平截，有6~8条纵棱，内分6~8室，每室含黑棕色长圆形的种子1粒。气特异，味酸、苦。

◆ **饮片性状**　川楝子　同药材。

炒川楝子　本品呈半球状、厚片或

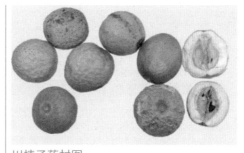

川楝子药材图

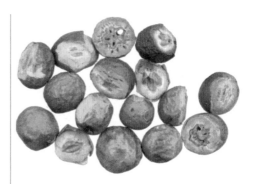

川楝子饮片图

不规则的碎块，表面焦黄色，偶见焦斑。气焦香，味酸、苦。

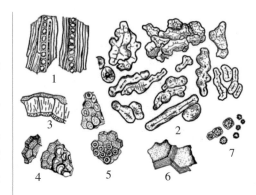

川楝子粉末特征图
1.果皮纤维及晶纤维　2.果皮石细胞　3.种皮表皮细胞　4.种皮色素层细胞　5.种皮含晶细胞　6.种皮内表皮细胞　7.草酸钙簇晶

◆ **粉末特征**　本品粉末黄棕色。果皮纤维呈束，末端钝圆，直径 9~36 μm，壁极厚，周围的薄壁细胞中含草酸钙方晶，形成晶纤维。果皮石细胞呈类圆形、不规则长条形或长多角形，有的有瘤状突起或钝圆短分枝，直径 14~54 μm，长约至 150 μm。种皮细胞鲜黄色或橙黄色，表皮下为一列类方形细胞，直径约至 44 μm，壁极厚，有纵向微波状纹理，其下连接色素层。表皮细胞表面观多角形，有较密颗粒状纹理。种皮色素层细胞胞腔内充满红棕色物。种皮含晶细胞，直径 13~27 μm，壁厚薄不一，厚者形成石细胞，胞腔内充满淡黄色、黄棕色或红棕色物，并含细小草酸钙方晶，直径约 5 μm。草酸钙簇晶直径 5~27 μm。

◆ **性味归经**　苦，寒；有小毒。归肝、小肠、膀胱经。

◆ **功能主治**　疏肝泄热，行气止痛，杀虫。用于肝郁化火，胸胁、脘腹胀痛，疝气疼痛，虫积腹痛。

◆ **用法用量**　5~10 g。外用适量，研末调涂。

◆ **使用注意**　孕妇及肝肾功能不全者慎用；内服不宜过量。

◆ **贮藏**　置通风干燥处，防蛀。

干　漆

Ganqi

◆ **来源**　本品为漆树科植物漆树 [*Toxicodendron verniciﬂuum* （Stokes）F. A. Barkl.] 的树脂经加工后的干燥品。

◆ **生长环境与分布**　生于向阳坡林内。除吉林、黑龙江、新疆、内蒙古外，在全国几乎均有分布。

◆ **采收加工**　割伤漆树树皮，收集自行流出的树脂作为生漆，干涸后凝成的

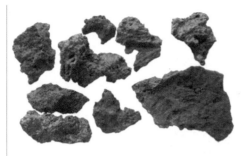

干漆药材图

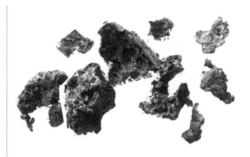

干漆饮片图

团块为干漆。一般收集、盛放漆的器具底留下的漆渣，干燥，煅制后入药。

◆ **药材性状** 本品呈不规则块状，黑褐色或棕色，表面粗糙，有蜂窝状细小孔洞或呈颗粒状。质坚硬，不易折断，断面不平坦。具特殊臭气。

◆ **饮片性状** 本品形如干漆，表面棕褐色至黑色，粗糙，呈蜂窝状或颗粒状。质松脆，断面有空隙。微具特殊臭气。

◆ **粉末特征** 本品粉末棕褐色。半透明不规则粉末，黄棕色至红棕色，边缘淡黄棕色，表面常见放射状纹理，有时略呈层片状重叠。

◆ **性味归经** 辛，温；有毒。归肝、脾经。

◆ **功能主治** 破瘀通经，消积杀虫。用于瘀血经闭，癥瘕积聚，虫积腹痛。

◆ **用法用量** 2~5 g。

◆ **使用注意** 孕妇及对漆过敏者禁用。

◆ **贮藏** 密闭保存，防火。

飞龙掌血

Feilongzhangxue

◆ **来源** 本品为芸香科植物飞龙掌血 [*Toddalia asiatica* （L.） Lam.] 的干燥根。

◆ **生长环境与分布** 生于丛林中。分布于云南、贵州、广西等地。

◆ **采收加工** 四季可采挖，切段，洗净，晾干。

◆ **药材性状** 本品呈圆柱形，略弯曲，直径2~4 cm，有的根头部直径可达8 cm。表面深黄棕色至灰棕色，粗糙，具明显细纵纹，多数有类圆形或长椭圆形稍凸的白色皮孔，有的可见横向裂纹，栓皮脱落处露出棕褐色或浅红棕色的皮部。质坚硬，不易折断，断面黄棕色。气微，味辛、苦，有辛凉感。

◆ **饮片性状**　本品为圆形厚片。表面深黄棕色至灰棕色，粗糙，具明显细纵纹，多数有类圆形或长椭圆形稍凸的白色皮孔，有的可见横向裂纹，栓皮脱落处露出棕褐色或浅红棕色的皮部。质坚硬，断面黄棕色。气微，味辛、苦，有辛凉感。

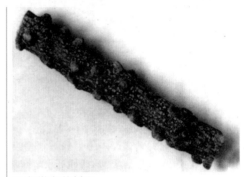

飞龙掌血药材图

◆ **粉末特征**　本品粉末黄棕色。淀粉粒众多，多为单粒，少为复粒，呈类圆形，直径 3~14 μm，脐点点状，层纹隐约可见。油细胞椭圆形、圆形、卵圆形或不规则长圆形，壁极厚，孔沟及层纹明显。木栓细胞为黄棕色或红棕色，扁平多角形，壁薄，直径约 20 μm。可见颓废筛管组织。

◆ **性味归经**　辛、苦，微温毒性。归脾、胃经。

◆ **功能主治**　祛风止痛，散瘀止血。用于风湿痹痛、胃痛、吐血、衄血、跌打损伤、刀伤出血、痛经、闭经等。

◆ **用法用量**　9~30 g。外用适量。

◆ **使用注意**　孕妇忌服。

◆ **贮藏**　置干燥处。

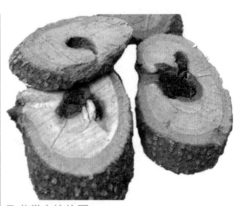

飞龙掌血饮片图

马钱子

Maqianzi

◆ **来源**　本品为马钱科植物马钱（*Strychnos nux-vomica* L.）的干燥成熟种子。

◆ **生长环境与分布**　生于深山老林中，喜热带湿润性气候，怕霜冻。产于印度、缅甸、泰国、越南、老挝等国家。分布于我国台湾、福建、广东、海南、广西和云南等地。

◆ **采收加工**　冬季采收成熟果实，取出种子，晒干。

◆ **药材性状**　本品呈纽扣状圆板形，常一面隆起，一面稍凹下，直径 1.5~3 cm，厚 0.3~0.6 cm。表面密被灰棕或灰绿色绢状茸毛，自中间向四周呈辐射状排列，有丝样光泽。边缘稍隆起，较厚，有突起的珠孔，底面中心有突起的圆点状种脐。质坚硬，平行剖面可见淡黄白色胚乳，角质状，子叶心形，叶脉 5~7 条。气微，味极苦。

◆ **饮片性状**　生马钱子　同药材。

制马钱子　本品形如马钱子，两面均膨胀鼓起，边缘较厚。表面棕褐色或深棕色，质坚脆，平行剖面可见棕褐色或深棕色的胚乳。微有香气，味极苦。

◆ **粉末特征**　本品粉末棕褐色或深棕色。非腺毛单细胞，棕黄色，基部膨大似石细胞，壁极厚，多碎断，木化。胚乳细胞呈多角形，壁厚，内含棕褐色物。

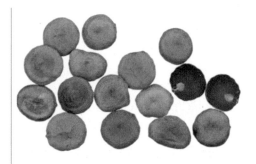

马钱子药材图

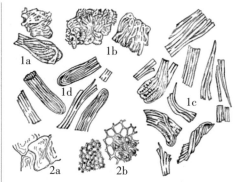

马钱子粉末特征图
1.非腺毛（a.基部　b.底面观　c.中部裂片 d.顶端）　2.内胚乳细胞（a.示内含物及胞间连系　b.示壁极厚）

◆ **性味归经**　苦，温；有大毒。归肝、脾经。

◆ **功能主治**　通络止痛，散结消肿。用于跌打损伤，骨折肿痛，风湿顽痹，麻木瘫痪，痈疽疮毒，咽喉肿痛。

◆ **用法用量**　0.3~0.6 g，炮制后入丸散用。

◆ **使用注意**　孕妇禁用；不宜多服久服及生用；运动员慎用；有毒成分能经皮肤吸收，外用不宜大面积涂敷。

◆ **贮藏**　置干燥处。

马兜铃

Madouling

◆ **来源**　本品为马兜铃科植物北马兜铃（*Aristolochia contorta* Bunge.）或马兜铃（*A. debilis* Sieb. et Zucc.）的干燥成熟果实。

◆ **生长环境与分布**　北马兜铃　生于山野、林缘、溪流两岸、山坡灌丛中。分布于黑龙江、吉林、辽宁、河南、山西、山东等地。

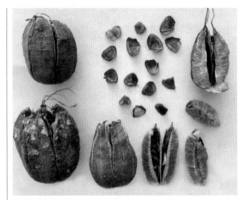

马兜铃药材图

马兜铃　生于山野林下、林缘、路旁灌木丛中。分布于河南、山东、浙江、江苏、安徽、江西、湖北、四川、广西等地。

◆ **采收加工**　秋季果实由绿变黄时采收，干燥。

◆ **药材性状**　本品呈卵圆形，长3~7 cm，宽2~4 cm。表面黄绿色、灰绿色或棕褐色，有纵棱线12条，由棱线分出多数横向平行的细脉纹。顶端平钝，基部有细长果梗。果皮轻而脆，易裂为6瓣，果梗也分裂为6条。果皮内表面平滑而带光泽，有较密的横向脉纹。果实分6室，每室种子多数，平叠整齐排列。种子扁平而薄，钝三角形或扇形，长6~10 mm，宽8~12 mm，边缘有翅，淡棕色。气特异，味微苦。

◆ **饮片性状**　同药材。

◆ **粉末特征**　本品粉末呈黄棕色。种翅网纹细胞较多，类长圆形或多角形，长径15~110 μm，纹孔较大，交织成网状。种皮厚壁细胞成片，类圆形或不规则形，棕黄色，长径9~25 μm，壁极厚，胞腔内常含草酸钙小方晶。外果皮细胞呈多边形，间有类圆形油细胞。果隔厚壁细胞呈上、下层交叉排列，一层细胞呈纺锤形或长梭形，另一层细胞类长方形或不规则形，壁稍厚，具点状纹孔。

◆ **性味归经**　苦，微寒。归肺、大肠经。

◆ **功能主治**　清肺降气，止咳平喘，清肠消痔。用于肺热咳喘，痰中带血，肠热痔血，痔疮肿痛。

◆ **用法用量**　3~9 g。

◆ **使用注意**　本品可引起肾脏损害等不良反应；儿童及老年人慎用；孕妇、

婴幼儿及肾功能不全者禁用。

◆ **贮藏** 置干燥处。

天仙子

Tianxianzi

◆ **来源** 本品为茄科植物莨菪（*Hyoscyamus niger* L.）的干燥成熟种子。

◆ **生长环境与分布** 生于山地、田野、村边、宅旁等。分布于我国大部分地区。

◆ **采收加工** 夏、秋二季果皮变黄色时，采摘果实，暴晒，打下种子，筛去果皮、枝梗，晒干。

◆ **药材性状** 本品呈类扁肾形或扁卵形，直径约 1 mm。表面棕黄色或灰黄色，有细密的网纹，略尖的一端有点状种脐。切面灰白色，油质，有胚乳，胚弯曲。气微，味微辛。

◆ **饮片性状** 同药材。

◆ **粉末特征** 本品粉末灰褐色。种皮外表皮细胞碎片众多，表面附着黄棕色颗粒状物，表面观呈不规则多角形或长多角形，垂周壁波状弯曲；侧面观呈波状突起。胚乳细胞类圆形，含糊粉粒及脂肪油滴。

◆ **性味归经** 苦、辛，温；有大毒。归心、胃、肝经。

◆ **功能主治** 解痉止痛，平喘，安神。用于胃脘挛痛，喘咳，癫狂。

◆ **用法用量** 0.06~0.6 g。

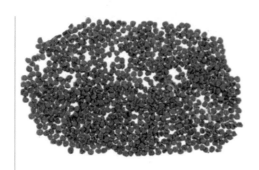

天仙子药材图

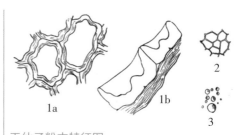

天仙子粉末特征图
1.种皮细胞（a.正面观 b.侧面观） 2.胚
乳细胞 3.油滴

◆ **使用注意**　心脏病、心动过速、青光眼患者及孕妇禁用。

◆ **贮藏**　置通风干燥处。

天仙藤

Tianxianteng

◆ **来源**　本品为马兜铃科植物马兜铃（*Aristolochia debilis* Sieb. et Zucc.）或北马兜铃（*A. contorta* Bunge.）的干燥地上部分。

◆ **生长环境与分布**　生于山野林下、林缘、路旁灌木丛中。分布于河南、山东、浙江、江苏、安徽、江西、湖北、四川、广西等地。

◆ **采收加工**　秋季采割，除去杂质，晒干。

◆ **药材性状**　本品茎呈细长圆柱形，略扭曲，直径1~3 mm；表面黄绿色或淡黄褐色，有纵棱及节，节间不等长；质脆，易折断，断面有数个大小不等的维管束。叶互生，多皱缩、破碎，完整叶片展平后呈三角状狭卵形或三角状宽卵形，基部心形，暗绿色或淡黄褐色，基生叶脉明显，叶柄细长。气清香，味淡。

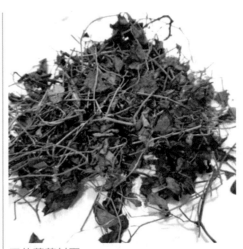

天仙藤药材图

◆ **饮片性状**　本品呈段状，茎、叶混合。茎呈细长圆柱形，略扭曲，表面黄绿色或淡黄褐色，有纵棱，有的有节；质脆，易折断，断面有数个大小不等的维管束。叶多皱缩、破碎，暗绿色或淡黄褐色。气清香，味淡。

◆ **性味归经**　苦，温。归肝、脾、肾经。

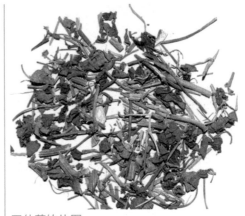

天仙藤饮片图

◆ **功能主治** 行气活血，通络止痛。用于脘腹刺痛，风湿痹痛。

◆ **用法用量** 3~6 g。

◆ **使用注意** 本品含马兜铃酸，可引起肾脏损害等不良反应；儿童及老年人慎用；孕妇、婴幼儿及肾功能不全者禁用。

◆ **贮藏** 置干燥处。

天花粉

Tianhuafen

◆ **来源** 本品为葫芦科植物栝楼（*Trichosanthes kirilowii* Maxim.）或双边栝楼（*T. rosthornii* Harms）的干燥根。

◆ **生长环境与分布** 栝楼 生于山坡、林缘、草丛。全国大部分地区有分布。

双边栝楼 生于海拔 400~1 850 m 的山坡疏林、路边灌丛。分布于陕西、甘肃、湖北、江西、安徽、云南、贵州、四川、广东、广西等地。

◆ **采收加工** 秋、冬二季采挖，洗净，除去外皮，切段或纵剖成瓣，干燥。

◆ **药材性状** 本品呈不规则圆柱形、纺锤形或瓣块状，长 8~16 cm，直径 1.5~5.5 cm。表面黄白色或淡棕黄色，有纵皱纹、细根痕及略凹陷的横长皮孔，有的有黄棕色外皮残留。质坚实，断面白色或淡黄色，富粉性，横切面可见黄色木

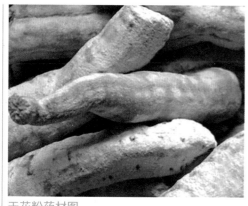

天花粉药材图

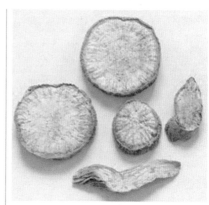

天花粉饮片图

质部，略呈放射状排列，纵切面可见黄色条纹状木质部。气微，味微苦。

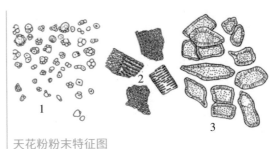

天花粉粉末特征图
1.淀粉粒　2.导管　3.石细胞

◆ **饮片性状**　本品呈类圆形、半圆形或不规则形的厚片。外表皮黄白色或淡棕黄色。切面可见黄色木质部小孔，略呈放射状排列。

◆ **粉末特征**　本品粉末类白色。淀粉粒甚多，单粒类球形、半圆形或盔帽形，直径6~48 μm，脐点点状、短缝状或"人"字状，层纹隐约可见；复粒由2~14个分粒组成，常由一个大的分粒与几个小分粒复合。具缘纹孔导管大，多破碎，有的具缘纹孔呈六角形或方形，排列紧密。石细胞呈黄绿色，长方形、椭圆形、类方形、多角形或纺锤形，直径27~72 μm，壁较厚，纹孔细密。

◆ **性味归经**　甘、微苦，微寒。归肺、胃经。

◆ **功能主治**　清热泻火，生津止渴，消肿排脓。用于热病烦渴，肺热燥咳，内热消渴，疮疡肿毒。

◆ **用法用量**　10~15 g。

◆ **使用注意**　孕妇慎用；不宜与川乌、制川乌、草乌、制草乌、附子同用。

◆ **贮藏**　置干燥处，防蛀。

天南星

Tiannanxing

◆ **来源**　本品为天南星科植物天南星 [*Arisaema erubescens*（Wall.）Schott]、异叶天南星（*A. heterophyllum* Bl.）或东北天南星（*A. amurense* Maxim.）的干燥块茎。

◆ **生长环境与分布**　天南星　生于林下灌木丛中。分布于全国各地。

异叶天南星　生于海拔低于2 700 m的林下、灌丛中阴湿处。分布于除西藏外的全国各地。

东北天南星　生于林下、沟边阴湿地。分布于全国各地。

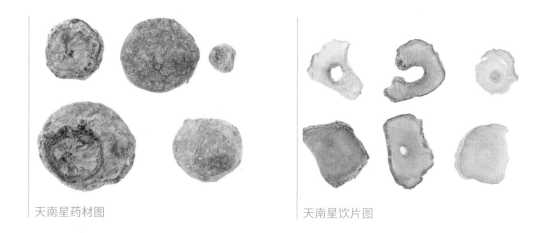

天南星药材图　　　　　　　　天南星饮片图

◆ **采收加工**　秋、冬二季茎叶枯萎时采挖，除去须根及外皮，干燥。

◆ **药材性状**　本品呈扁球形，高 1~2 cm，直径 1.5~6.5 cm。表面类白色或淡棕色，较光滑，顶端有凹陷的茎痕，周围有麻点状根痕，有的块茎周边有小扁球状侧芽。质坚硬，不易破碎，断面不平坦，白色，粉性。气微辛，味麻辣。

◆ **饮片性状**　同药材。

制天南星　本品呈类圆形或不规则形的薄片。黄色或淡棕色，质脆易碎，断面角质状。气微，味涩，微麻。

◆ **粉末特征**　本品粉末类白色。淀粉粒以单粒为主，圆球形或长圆形，直径 2~17 μm，脐点点状、裂缝状，大粒层纹隐约可见；复粒少数，由 2~12 个分粒组成。草酸钙针晶散在或成束存在于黏液细胞中，长 63~131 μm。草酸钙方晶多见于导管旁的薄壁细胞中，直径 3~20 μm。

◆ **性味归经**　苦、辛，温；有毒。归肺、肝、脾经。

◆ **功能主治**　散结消肿。外用治痈肿，蛇虫咬伤。

◆ **用法用量**　外用生品适量，研末以醋或酒调敷患处。

◆ **使用注意**　孕妇慎用；生品内服宜慎。

◆ **贮藏**　置通风干燥处，防霉、防蛀。

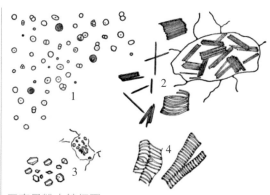

天南星粉末特征图
1.淀粉粒　2.草酸钙针晶　3.草酸钙方晶　4.导管

巴　豆

Badou

◆ **来源**　本品为大戟科植物巴豆（*Croton tiglium* L.）的干燥成熟果实。

◆ **生长环境与分布**　生于山谷、林缘、溪旁或密林中，多为栽培。主要分布于浙江、江苏、福建、台湾、湖南、湖北、广东、广西、云南、贵州、四川等地。

◆ **采收加工**　秋季果实成熟时采收，堆置2~3天，摊开，干燥。

◆ **药材性状**　本品呈卵圆形，一般具三棱，长1.8~2.2 cm，直径1.4~2 cm。表面灰黄色或稍深，粗糙，有纵线6条，顶端平截，基部有果梗痕。破开果壳，可见3室，每室含种子1粒。种子呈略扁的椭圆形，长1.2~1.5 cm，直径0.7~0.9 cm，表面棕色或灰棕色，一端有小点状的种脐和种阜的疤痕，另一端有微凹的合点，其间有隆起的种脊；外种皮薄而脆，内种皮呈白色薄膜；种仁黄白色，油质。气微，味辛辣。

◆ **饮片性状**　本品呈扁椭圆形，长9~14 mm，直径5~8 mm。表面黄白色或黄棕色，平滑有光泽，常附有白色薄膜；一端有微凹的合点，另一端有小点状的种脐。内胚乳肥厚，淡黄色，油质；子叶2，菲薄。气微，味辛辣。

◆ **粉末特征**　本品粉末深棕色，油性重，味辛辣。种皮厚壁栅状细胞1列，棕色或深棕色，呈细长柱形，排列紧密，

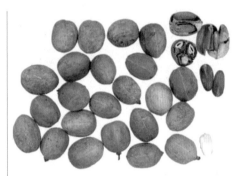

巴豆药材图

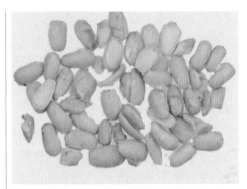

生巴豆饮片图

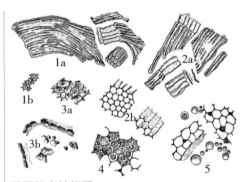

巴豆粉末特征图

1.种皮厚壁栅状细胞（a.侧面观　b.表面观）　2.种皮薄壁栅状细胞（a.侧面观　b.表面观）　3.种皮表皮细胞（a.表面观　b.断面观）　4.内胚乳细胞　5.子叶细胞滴

末端平整或圆钝壁极厚，表面观呈多角形。种皮薄壁栅状细胞1列，淡黄色，多破碎，呈类长方形，壁稍厚，径向壁细波状弯曲，表面观呈类圆形，细胞间隙呈类三角形，大而明显。种皮表皮细胞呈淡黄色，表面观呈多角形，直径13~27 μm，有不均匀纹理，胞腔内含棕色物或颗粒状物，断面观呈类长圆形，外被角质层。内胚乳细胞呈类圆形，直径18~36 μm，壁薄，胞腔内充满糊粉粒。子叶细胞类圆形，较小，含淀粉粒及脂肪油滴。

◆ **性味归经**　辛，热；有大毒。归胃、大肠经。

◆ **功能主治**　外用蚀疮。用于恶疮疥癣，疣痣。

◆ **用法用量**　外用适量，研末涂患处，或捣烂以纱布包搽患处。

◆ **使用注意**　孕妇禁用；不宜与牵牛子同用。

◆ **贮藏**　置阴凉干燥处。

木鳖子

Mubiezi

◆ **来源**　本品为葫芦科植物木鳖［*Momordica cochinchinensis*（Lour.）Spreng.］的干燥成熟种子。

◆ **生长环境与分布**　常生于海拔450~1 100 m的山沟、林缘及路旁。分布于江苏、安徽、江西、福建、台湾、广东、广西、湖南、四川、贵州、云南和西藏等地。中南半岛和印度半岛也有。

◆ **采收加工**　冬季采收成熟果实，剖开，晒至半干，除去果肉，取出种子，干燥。

◆ **药材性状**　本品呈扁平圆板状，中间稍隆起或微凹陷，直径2~4 cm，厚约0.5 cm。表面灰棕色至黑褐色，有网状花纹，在边缘较大的一个齿状突起上有浅黄色种脐。外种皮质硬而脆，内种皮灰绿色，绒毛样。子叶2，黄白色，富油性。有特殊的油腻气，味苦。

◆ **饮片性状**　木鳖子仁　去壳取仁，

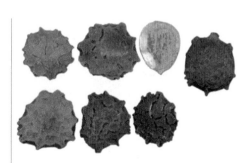

木鳖子药材图

用时捣碎。本品内种皮灰绿色，绒毛样。子叶2，黄白色，富油性。有特殊的油腻气，味苦。

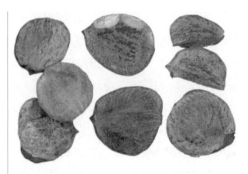

木鳖子仁图

◆ **粉末特征**　本品粉末白色或灰白色。子叶薄壁细胞多角形，内含脂肪油块和糊粉粒；脂肪油块类圆形，直径27~73 μm，表面可见网状纹理。厚壁细胞椭圆形或类圆形，边缘波状，直径50~117 μm，壁厚，木化，胞腔明显，有的狭窄。

◆ **性味归经**　苦、微甘，凉；有毒。归肝、脾、胃经。

◆ **功能主治**　散结消肿，攻毒疗疮。用于疮疡肿毒，乳痈，瘰疬，痔瘘，干癣，秃疮。

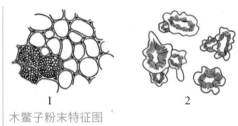

木鳖子粉末特征图
1.子叶薄壁细胞　2.厚壁细胞

◆ **用法用量**　0.9~1.2 g。外用适量，研末，用油或醋调涂患处。

◆ **使用注意**　孕妇慎用。

◆ **贮藏**　置干燥处。

长春花

Changchunhua

◆ **来源**　本品为夹竹桃科植物长春花［*Catharanthus roseus*（L.）G. Don］的干燥全草。

◆ **生长环境与分布**　性喜高温、高湿、耐半阴，不耐严寒，最适宜的温度为20~33 ℃，喜阳光，忌湿怕涝，一般土壤均可栽培。原产地中海沿岸、印度、热带美洲。我国主要在长江以南地区栽培，广东、广西、云南等省（自治区）栽培较为普遍。

◆ **采收加工**　全年可采。洗净、切段，晒干备用或鲜用。

◆ **药材性状**　全草长30~50 cm。主根呈圆锥形，略弯曲。茎枝绿色或红褐色，类圆柱形，有棱，折断面纤维性，髓部中空。叶对生，皱缩，展平后呈倒卵形或长圆形，长 3~6 cm，宽 1.5~2.5 cm，先端钝圆，具短尖，基部楔形，深绿色或绿褐色，羽状脉明显；叶柄甚短。枝端或叶腋有花，花冠高脚碟状，长约 3 cm，淡红色或紫红色。气微，味微甘、苦。

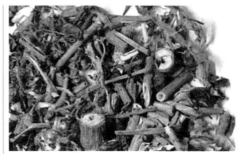

长春花饮片图

◆ **饮片性状**　本品为段状，形如长春花。

◆ **粉末特征**　本品粉末浅棕色至深棕色，气孔不定式，常见。表皮细胞外被角质层。导管主要为螺纹，直径 4~28 μm，纤维多成束，直径 7~32 μm；偏光显微镜下呈多彩状。分泌道碎片含黄棕色分泌物。玫瑰状草酸钙簇晶偶见，类圆形，直径 11~53 μm，具短而钝的棱角，偏光显微镜下呈多彩状，非腺毛单细胞为主。

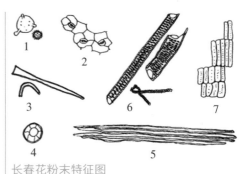

长春花粉末特征图
1.花粉粒　2.气孔　3.非腺毛　4.腺毛　5.纤维　6.导管　7.木薄壁细胞

◆ **性味归经**　微苦，凉；有毒。归肝、肾经。

◆ **功能主治**　凉血降压，镇静安神。

◆ **用法用量**　内服：煎汤，5~10 g。

◆ **使用注意**　不可作肌内、皮下或鞘内注射。

◆ **贮藏**　避光储存。

乌桕根皮

Wujiugenpi

◆ **来源**　本品为大戟科植物乌桕 [*Sapium sebiferum* （L.） Roxb.] 的根皮和树皮。

◆ **生长环境与分布**　生于旷野、塘边或疏林中。主要分布于我国黄河以南各省区，北达陕西、甘肃。日本、越南、印度也有；此外，欧洲、美洲和非洲亦有栽培。

◆ **采收加工**　10月至次年2月挖根，取根皮洗净，晒干。

◆ **药材性状**　本品呈不规则块片或卷成半筒状。外表面土黄色，有纵横纹理，并有横长皮孔；内表面较平滑，淡黄色，微有纵纹。折断面粗糙。

◆ **饮片性状**　同药材。

◆ **粉末特征**　本品粉末呈灰白色。淀粉粒多为单粒，直径5~25 μm，复粒由2~3个分粒组成。纤维多成束，单个直径20~90 μm，长梭形，胞腔线形，可见圆形纹孔，偶有分叉；晶鞘纤维多见。导管主要为螺纹、具缘纹孔，直径18~90 μm。草酸钙簇晶直径30~45 μm，棱角短、钝。木栓细胞多角形，薄壁细胞中可见棕色体。

◆ **性味归经**　苦、微温；有毒。归脾、肾、大肠经。

◆ **功能主治**　泻下逐水，消肿解毒。用于水肿、臌胀、癥瘕积聚、二便不通、毒蛇咬伤、疥癣、疔毒。

◆ **用法用量**　内服：煎汤，9~12 g；或入丸、散。外用：适量，煎水洗或研末调敷。

◆ **使用注意**　体虚者忌服，孕妇及溃疡病、胃炎患者忌服。

◆ **贮藏**　置阴凉干燥处。

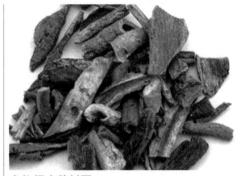

乌桕根皮药材图

火麻仁

Huomaren

◆ **来源**　本品为桑科植物大麻（*Cannabis sativa* L.）的干燥成熟果实。

◆ **生长环境与分布**　原产锡金、不丹、印度和中亚细亚，现各国均有野生或栽培。我国各地也有栽培或沦为野生。新疆常见野生。

◆ **采收加工**　秋季果实成熟时采收，除去杂质，晒干。

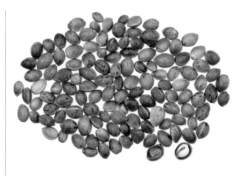

火麻仁药材图

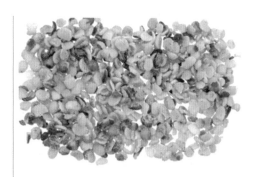

火麻仁饮片图

◆ **药材性状**　本品呈卵圆形，长4~5.5 mm，直径2.5~4 mm。表面灰绿色或灰黄色，有微细的白色或棕色网纹，两边有棱，顶端略尖，基部有1圆形果梗痕。果皮薄而脆，易破。种皮绿色，子叶2，乳白色，富油性。气微，味淡。

◆ **饮片性状**　火麻仁　同药材。

炒火麻仁　本品形同火麻仁，色加深，有的果皮破裂，微具焦香气。

◆ **粉末特征**　本品粉末深棕

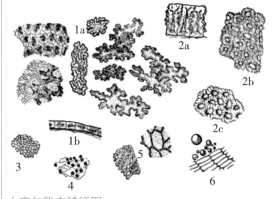

火麻仁粉末特征图
1.外果皮石细胞（a.表面观　b.断面观）　2.内果皮石细胞（a.侧面观　b.顶面观　c.底面观）　3.网状果皮细胞　4.草酸钙簇晶　5.种皮表面细胞　6.子叶细胞

色，油性，气微，味淡。外果皮石细胞淡黄色或近无色，表面呈不规则多角形，垂周壁波状弯曲，直径15~55 μm，断面观呈类长方形，切向延长，细胞界限不分明。内果皮石细胞呈淡黄色或黄棕色，断面观呈栅状，排列紧密，长72~216 μm，顶面观呈类圆形或类多角形，胞间呈微波状弯曲，垂周壁甚厚。底面观垂周壁厚，深波状弯曲，胞腔较大。网状果皮细胞黄棕色，极细小，直径7~11 μm，壁薄，波状弯曲。草酸钙簇晶存在于果皮薄壁细胞中，直径5~15 μm。种皮表皮细胞黄色或黄棕色，细胞界线不甚明显，壁薄，有多数类圆形间隙。子叶细胞无色或黄色，含脂肪油滴。

◆ **性味归经**　甘，平。归脾、胃、大肠经。

◆ **功能主治**　润肠通便。用于血虚津亏，肠燥便秘。

◆ **用法用量**　10~15 g。

◆ **使用注意**　脾胃虚弱便溏者，孕妇及肾虚阳痿、遗精者慎用；长期或超剂量使用易致中毒。

◆ **贮藏**　置阴凉干燥处，防热，防蛀。

仙　茅

Xianmao

◆ **来源**　本品为石蒜科植物仙茅（*Curculigo orchioides* Gaertn.）的干燥根茎。

◆ **生长环境与分布**　生于海拔1 600 m以下的林中、草地或荒坡上。分布于浙江、江西、福建、台湾、湖南、广东、广西、四川、云南和贵州等地。也分布于东南亚各国。

◆ **采收加工**　秋、冬二季采挖，除去根头和须根，洗净，干燥。

◆ **药材性状**　本品呈圆柱形，略弯曲，长3~10 cm，直径0.4~1.2 cm。表面棕色至褐色，粗糙；有细孔状的须根痕和横皱纹。质硬而脆，易折断，断面不平坦，灰白色至棕褐色，近中心处色较深。气微香，味微苦、辛。

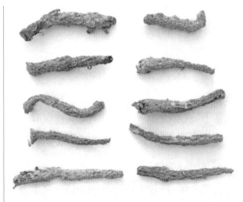
仙茅药材图

◆ **饮片性状**　本品呈类圆形或不规则形的厚片或段，外表皮棕色至褐色，粗糙，有的可见纵横皱纹和细孔状的须根痕。切面灰白色至棕褐色，有多数棕色小点，中间有深色环纹。气微香，味微苦、辛。

◆ **粉末特征**　本品粉末灰棕色。黏液细胞众多，类圆形或椭圆形，直径56~399 μm，富含草酸钙针晶，散在或成束，长43~188 μm。淀粉粒单粒，类圆形，直

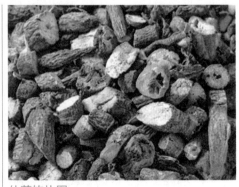
仙茅饮片图

径1~90 μm，脐点不明显，复粒由2~5个分粒组成。木栓细胞类多角形，壁较厚。

◆ **性味归经** 辛，热；有毒。归肾、肝、脾经。

◆ **功能主治** 补肾阳，强筋骨，祛寒湿。用于阳痿精冷，筋骨痿软，腰膝冷痛，阳虚冷泻。

◆ **用法用量** 3~10 g。

◆ **使用注意** 凡阴虚火旺者忌服。仙茅用量不宜过多，不宜久服。

◆ **贮藏** 置干燥处，防霉，防蛀。

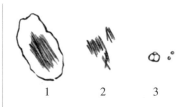

仙茅粉末特征图
1.黏液细胞 2.草酸钙针晶 3.淀粉粒

北豆根

Beidougen

◆ **来源** 本品为防己科植物蝙蝠葛（*Menispermum dauricum* DC.）的干燥根茎。

◆ **生长环境与分布** 常生于路边灌丛或疏林中。分布于我国东北部、北部和东部，湖北（保康）也有发现。日本、朝鲜和俄罗斯西伯利亚南部也有。

◆ **采收加工** 春、秋二季采挖，除去须根和泥沙，干燥。

◆ **药材性状** 本品呈细长圆柱形，弯曲，有分枝，长可达50 cm，直径0.3~0.8 cm。表面黄棕色至暗棕色，多有弯曲的细根，并可见突起的根痕和纵皱纹，外皮易剥落。质韧，不易折断，断面不整齐，纤维细，木部淡黄色，呈放射状排列，中心有髓。气微，味苦。

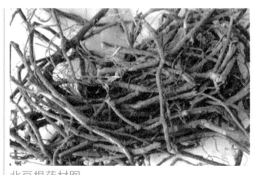

北豆根药材图

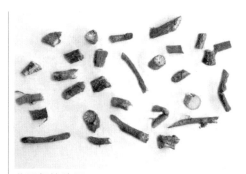

北豆根饮片图

◆ **饮片性状**　本品为不规则的圆形厚片。表面淡黄色至棕褐色，木部淡黄色，呈放射状排列，纤维性，中心有髓，白色。气微，味苦。

◆ **粉末特征**　本品粉末淡棕黄色。石细胞单个散在，淡黄色，分枝状或不规则形，直径43~147 μm（200 μm），胞腔较大。中柱鞘纤维多成束，淡黄色，直径18~34 μm，常具分隔。木纤维成束，直径10~26 μm，壁具斜纹孔或交叉纹孔。具缘纹孔导管。草酸钙结晶细小。淀粉粒单粒直径3~12 μm；复粒由2~8个分粒组成。

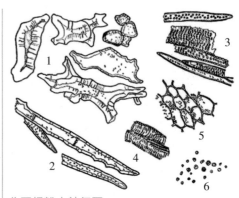

北豆根粉末特征图
1.石细胞　2.中柱鞘纤维　3.木纤维　4.导管　5.草酸钙砂晶　6.淀粉粒

◆ **性味归经**　苦，寒；有小毒。归肺、胃、大肠经。

◆ **功能主治**　清热解毒，祛风止痛。用于咽喉肿痛，热毒泻痢，风湿痹痛。

◆ **用法用量**　3~9 g。

◆ **使用注意**　不宜与藜芦同用；脾虚便溏者禁服；孕妇及肝病患者慎服。

◆ **贮藏**　置干燥处。

半边莲

Banbianlian

◆ **来源**　本品为桔梗科植物半边莲（*Lobelia chinensis* Lour.）的干燥全草。

◆ **生长环境与分布**　野生于田埂、草地、沟边、溪边潮湿处。土壤以排水好、肥沃、疏松的腐叶土或泥炭土为宜。分布于江苏、安徽、浙江、江西、福建、台湾、湖北、湖南、广东、广西、四川、贵州、云南等地。

◆ **采收加工**　夏季采收，洗净，晒干。

◆ **药材性状**　常缠结成团。根茎极短，直径1~2 mm；表面淡棕黄色。根细小，黄色，侧生纤细须根。茎细长，有分枝，灰绿色，节明显，有的可见附生的细根。叶互生，无柄，叶片多皱缩，绿褐色，展平后叶片呈狭披针形，长1~2.5 cm，宽0.2~0.5 cm，边缘具疏而浅的齿或全缘。花小，单生于叶腋，花冠基部

筒状，上部5裂，偏向一边，浅紫红色，花冠筒内有白色茸毛。气微特异，味微
甘而辛。

◆ **饮片性状** 本品呈不规则的段。
根及根茎细小，表面淡棕黄色或黄色。
茎细，灰绿色，节明显。叶无柄，叶片
多皱缩，绿褐色，狭披针形，边缘具疏
而浅的齿或全缘。气味特异，味微甘
而辛。

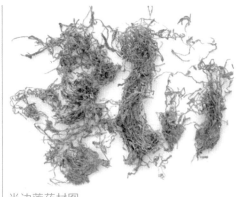

半边莲药材图

◆ **粉末特征** 本品粉末灰绿黄色或
淡棕黄色。叶表皮细胞垂周壁微波状，
气孔不定式，副卫细胞3~7个。螺纹导管
和网纹导管多见，直径7~34 μm。草酸钙
簇晶常存在于导管旁，有时排列成行。导管旁
可见乳汁管，内含颗粒状物和油滴状物。薄壁
细胞中含菊糖，薄壁细胞长方形，细胞壁螺纹
状增厚。

◆ **性味归经** 辛，平。归心、肺、小肠经。

◆ **功能主治** 清热解毒，利尿消肿。用于
痈肿疔疮，蛇虫咬伤，臌胀水肿，湿热黄疸，
湿疹湿疮。

◆ **用法用量** 9~15 g。

◆ **使用注意** 虚证忌用。

◆ **贮藏** 置干燥处。

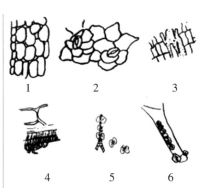

半边莲粉末特征图
1.薄壁细胞 2.叶表皮细胞 3.乳汁
管 4.导管 5.菊糖 6.草酸钙簇晶

半 夏

Banxia

◆ **来源** 本品为天南星科植物半夏 [*Pinellia ternata*（Thunb.）Breit.] 的干燥
块茎。

◆ **生长环境与分布** 野生于山坡、溪边阴湿的草丛中或林下。我国大部分地

区有分布。

◆ **采收加工** 夏、秋二季采挖，洗净，除去外皮和须根，晒干。

◆ **药材性状** 本品呈类球形，有的稍偏斜，直径0.7~1.6 cm。表面白色或浅黄色，顶端有凹陷的茎痕，周围密布麻点状根痕；下面钝圆，较光滑。质坚实，断面洁白，富粉性。气微，味辛辣、麻舌而刺喉。

◆ **饮片性状** 生半夏 同药材。

法半夏 本品呈类球形或破碎成不规则颗粒状。表面呈淡黄白色、黄色或棕黄色。质较松脆或硬脆，断面呈黄色或淡黄色，颗粒者质稍硬脆。气微，味淡略甘、微有麻舌感。

姜半夏 本品呈片状、不规则颗粒状或类球形。表面呈棕色至棕褐色。质硬脆，断面淡黄棕色，常具角质样光泽。气微香，味淡、微有麻舌感，嚼之略粘牙。

清半夏 本品呈椭圆形、类圆形或不规则的片状。切面淡灰色至灰白色，可见灰白色点状或短线状维管束迹，有的残留栓皮处下方显淡紫红色斑纹。质脆，易折断，断面略呈角质样。气微，味微涩、微有麻舌感。

◆ **粉末特征** 本品粉末类白色。淀粉粒甚多，单粒类圆形、半圆形或圆多角形，直径2~20 μm，脐点裂缝状、人字状或星状；复粒由2~6个分粒组成。草酸钙针晶束存在于椭圆形黏液细胞中，或随处散在，针晶长20~144 μm。螺纹导管直径10~24 μm。

◆ **性味归经** 辛、温；有毒。归脾、胃、肺经。

◆ **功能主治** 燥湿化痰，降逆止呕，消痞散结。用于湿痰寒痰，咳喘痰多，痰饮眩悸，风痰眩晕，痰厥头痛，呕吐反胃，胸脘痞闷，梅核气；外治痈肿痰核。

◆ **用法用量** 内服一般炮制后使用，3~9 g。外用适量，磨汁涂或研末以酒调敷患处。

◆ **使用注意** 不宜与川乌、制川乌、草乌、制草乌、附子同用；生品内服宜慎。

◆ **贮藏** 置通风干燥处，防蛀。

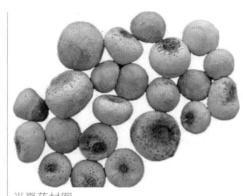

半夏药材图

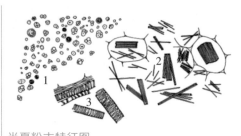

半夏粉末特征图
1.淀粉粒 2.草酸钙针晶 3.螺纹导管

甘　遂

Gansui

◆ **来源**　本品为大戟科植物甘遂（*Euphorbia kansui* T. N. Liou ex T. P. Wang）的干燥块根。

◆ **生长环境与分布**　多生于草坡、农田地埂、路旁等处。分布于河北、山西、陕西、甘肃、河南、四川等地。

◆ **采收加工**　春季开花前或秋末茎叶枯萎后采挖，撞去外皮，晒干。

◆ **药材性状**　本品呈椭圆形、长圆柱形或连珠形，长 1~5 cm，直径 0.5~2.5 cm。表面类白色或黄白色，凹陷处有棕色外皮残留。质脆，易折断，断面粉性，白色，木部微显放射状纹理；长圆柱状者纤维性较强。气微，味微甘而辣。

◆ **饮片性状**　同药材。

◆ **粉末特征**　本品粉末类白色。淀粉粒甚多，单粒球形或半球形，直径 5~34 μm，脐点点状、裂缝状或星状；复粒由 2~8 个分粒组成。无节乳管含淡黄色微细颗粒状物。厚壁细胞长方形、梭形、类三角形或多角形，壁微木化或非木化。具缘纹孔导管多见，常伴有纤维束。

◆ **性味归经**　苦，寒；有毒。归肺、肾、大肠经。

◆ **功能主治**　泻水逐饮，消肿散结。用于水肿胀满，胸腹积水，痰饮积聚，气逆咳喘，二便不利，风痰癫痫，痈肿疮毒。

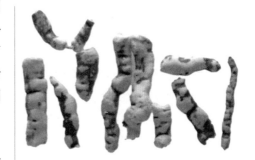

甘遂药材图

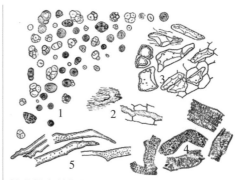

甘遂粉末特征图
1.淀粉粒　2.无节乳管　3.厚壁细胞　4.导管　5.木纤维

◆ **用法用量**　0.5~1.5 g，炮制后多入丸散用。外用适量，生用。

◆ **使用注意**　孕妇禁用；不宜与甘草同用。

◆ **贮藏**　置通风干燥处，防蛀。

艾　叶

Aiye

◆ **来源**　本品为菊科植物艾（*Artemisia argyi* Lévl et Vant.）的干燥叶。

◆ **生长环境与分布**　生于荒地林缘。分布于全国大部分地区。

◆ **采收加工**　夏季花未开时采摘，除去杂质，晒干。

◆ **药材性状**　本品多皱缩、破碎，有短柄。完整叶片展平后呈卵状椭圆形，羽状深裂，裂片呈椭圆状披针形，边缘有不规则的粗锯齿；上表面灰绿色或深黄绿色，有稀疏的短绵毛，密布白色腺点；下表面密生灰白色茸毛。质柔软，气清香，味苦。

◆ **饮片性状**　同药材。

◆ **粉末特征**　本品粉末绿褐色。非腺毛有两种：一种为"T"形毛，顶端细胞长而弯曲，两臂不等长，柄2~4个细胞；另一种为单列性非腺毛，3~5个细胞，顶端细胞特长而扭曲，常断落。腺毛表面观鞋底形，由4个或6个细胞相对叠合而成，无柄。草酸钙簇晶，直径3~7 μm，存在于叶肉细胞中。

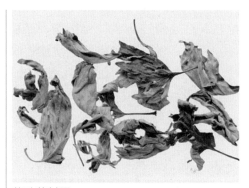

艾叶药材图

◆ **性味归经**　辛、苦，温；有小毒。归肝、脾、肾经。

◆ **功能主治**　温经止血，散寒止痛；外用祛湿止痒。用于吐血，衄血，崩漏，月经过多，胎漏下血，少腹冷痛，经寒不调，宫冷不孕；外治皮肤瘙痒。醋艾炭温经止血，用于虚寒性出血。

◆ **用法用量**　3~9 g。外用适量，供灸治或熏洗用。

◆ **使用注意**　阴虚血热者慎用。

◆ **贮藏**　置阴凉干燥处。

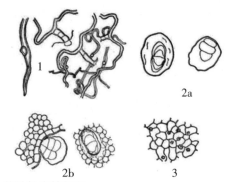

艾叶粉末特征图

1.非腺毛　2.腺毛（a.顶面观　b.侧面观）　3.草酸钙簇晶

白头翁

Baitouweng

◆ **来源** 本品为毛茛科植物白头翁〔*Pulsatilla chinensis*（Bge.）Regel〕的干燥根。

◆ **生长环境与分布** 生于平原或低山山坡草地，林缘或干旱多石的坡地。分布于吉林、黑龙江、辽宁、河北、山东、陕西、山西、江西、河南、安徽、江苏等地。

◆ **采收加工** 春、秋二季采挖，除去叶及残留的花茎和须根，保留根头白茸毛，晒干。

◆ **药材性状** 根呈类圆柱形或圆锥形，有纵纹，稍扭曲，外皮黄褐色。皮部易脱落，露出黄色的木部，有的有网状裂纹或裂隙，近根头处常有朽状凹洞。根头部稍膨大，有白色茸毛，有的可见鞘状叶柄残基。质硬而脆，断面皮部黄白色或淡黄棕色，木部淡黄色。气微，味微苦涩。

◆ **饮片性状** 本品呈类圆形。外表呈皮黄棕色或棕褐色，具不规则纵皱纹或纵沟，近根头部有白色茸毛。切面皮部黄白色或淡黄棕色，木部淡黄色。气微，味微苦涩。

◆ **粉末特征** 本品粉末灰棕色。韧皮纤维梭形或纺锤形，长 100~390 μm，直径 16~42 μm，壁木化。非腺毛单细胞，直径 13~33 μm，基部稍膨大，壁大多木化，有的可见螺状或双螺状纹理。具缘纹

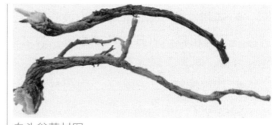

白头翁药材图

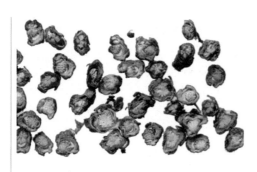

白头翁饮片图

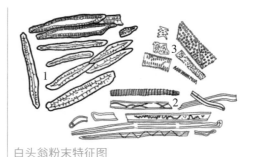

白头翁粉末特征图
1. 韧皮纤维 2. 非腺毛 3. 导管

孔导管、网纹导管及螺纹导管，直径10~72 μm。

◆ **性味归经**　苦，寒。归胃、大肠经。

◆ **功能主治**　清热解毒，凉血止痢。用于热毒血痢，阴痒带下。

◆ **用法用量**　9~15 g。

◆ **使用注意**　虚寒泻痢忌服。

◆ **贮藏**　置通风干燥处。

白附子

Baifuzi

◆ **来源**　本品为天南星科植物独角莲（*Typhonium giganteum* Engl.）的干燥块茎。

◆ **生长环境与分布**　生于阴湿的林下、山涧、水沟及庄稼地。分布于北纬42°以南、包括西藏南部在内的广大地区。吉林、辽宁、江苏、湖北等地有栽培。

◆ **采收加工**　秋季采挖，除去须根和外皮，晒干。

◆ **药材性状**　本品呈椭圆形或卵圆形，长2~5 cm，直径1~3 cm。表面白色至黄白色，略粗糙，有环纹及须根痕，顶端有茎痕或芽痕。质坚硬，断面白色，粉性。气微，味淡、麻辣刺舌。

◆ **饮片性状**　生白附子　同药材。

制白附子　本品为类圆形或椭圆形厚片，外表皮呈淡棕色，切面呈黄色，角质。味淡，微有麻舌感。

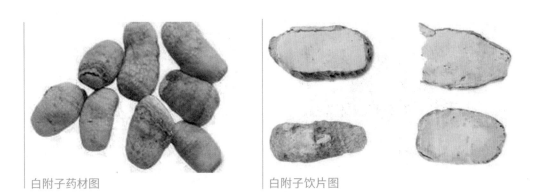

白附子药材图　　　　白附子饮片图

◆ **粉末特征**　粉末呈黄白色。淀粉粒甚多，单粒球形或类球形，直径2~29 μm，脐点点状、裂缝状或"人"字状；复粒由2~12个分粒组成，以2~4个分粒者为多见。草酸钙针晶散在或成束存在于黏液细胞中，针晶长约97（136）μm，螺纹导管、环纹导管直径9~45 μm。

◆ **性味归经**　辛，温；有毒。归胃、肝经。

◆ **功能主治**　祛风痰，定惊搐，解毒散结，止痛。用于中风痰壅，口眼㖞斜，语言謇涩，惊风癫痫，破伤风，痰厥头痛，偏正头痛，瘰疬痰核，毒蛇咬伤。

◆ **用法用量**　3~6 g。一般炮制后用，外用生品适量捣烂，熬膏或研末以酒调敷患处。

◆ **使用注意**　孕妇慎用；生品内服宜慎。

◆ **贮藏**　置通风干燥处，防蛀。

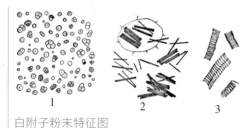

白附子粉末特征图
1.淀粉粒　2.草酸钙针晶　3.导管

白 英

Baiying

◆ **来源**　本品为茄科植物白英（*Solanum lyratum* Thunb.）的全草。

◆ **生长环境与分布**　生于山谷草地或路旁、田边，海拔600~2 800 m。分布于甘肃、陕西、山西、河南、山东、江苏、浙江、安徽、江西、福建、台湾、广东、广西、湖南、湖北、四川、云南等地。

◆ **采收加工**　在夏、秋茎叶生长旺盛时期收割全草，每年可以收割2次，收取后直接晒干，或洗净鲜用。

◆ **药材性状**　茎类圆柱形，直径2~7 mm，表面黄绿色至暗棕色，密被灰白色茸毛，在较粗的茎上茸毛极少或无，具纵皱纹，且有光泽；质硬而脆，断面淡绿色，纤维性，中央空洞状。叶皱缩卷曲，密被茸毛。有的带淡黄色至暗红色果实。气微，味微苦。

◆ **饮片性状**　本品呈段状，被灰白色柔毛。茎圆柱形，有分枝，直径0.1~

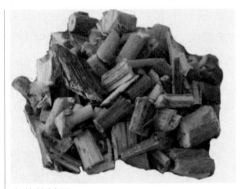

白英药材图

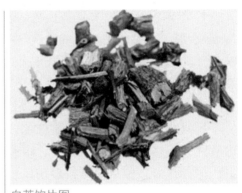

白英饮片图

0.5 cm，表面有纵棱，黄绿色至暗绿色，茎硬脆，断面纤维性，髓部白色或中空。叶互生，多皱缩卷曲，易碎，叶片展平后多数呈琴形或戟形，先端渐尖，基部心形，全缘或基部有2~5处深裂；上表面暗绿色，下表面色较浅；叶柄长1~3 cm。聚伞花序顶生或与叶对生；或有浆果，类球形，棕红色至黑色。气微，味微苦。

◆ **粉末特征**　本品粉末灰绿色或灰黄色。腺毛或腺毛碎片多见，一种较粗长，可达3 mm，腺柄大多由3~10个细胞组成，头部单细胞，长圆形或长卵圆形，直径10~35 μm；另一种较短小，少见，长20~50 μm，柄部多1~2个细胞，单列，头部单细胞或2细胞，稀8细胞。非腺毛多见，长100~500 μm，最长可达1.8 mm，为2~6个单列细胞。草酸钙簇晶较多，直径12~45 μm，薄壁细胞有的含草酸钙砂晶。叶表皮细胞垂周壁呈波状弯曲，气孔不定式，副卫细胞3~6个。茎表皮细胞呈多角形或长多角形。纤维淡黄色，成束或单个散在，直径8~30 μm，壁较厚。具缘纹孔导管多见，亦可见网纹和螺纹导管，直径10~90 μm。

◆ **性味归经**　味苦，微寒；入肝、胆经。

◆ **功能主治**　具有清热解毒、祛风利湿、抗癌等作用。全草：用于感冒发热，乳痈、恶疮，湿热黄疸、腹水，白带，肾炎水肿；外用治痈疖肿毒。根：风湿痹痛。

◆ **用法用量**　15~30 g；外用适量，鲜全草捣烂敷患处。

◆ **使用注意**　体虚无湿热者忌用。

◆ **贮藏**　置通风干燥处，防潮。

白　果

Baiguo

◆ **来源**　本品为银杏科植物银杏（*Ginkgo biloba* L.）的干燥成熟种子。

◆ **生长环境与分布**　生于海拔 500~1 000 m 的酸性土壤，排水良好地带的天然林中。北至沈阳，南达广州，东至华东，西南至贵州、云南等地都有栽培。

◆ **采收加工**　秋季种子成熟时采收，除去肉质外种皮，洗净，稍蒸或略煮后，烘干。

◆ **药材性状**　本品略呈椭圆形，一端稍尖，另一端钝，长 1.5~2.5 cm，宽 1~2 cm，厚约 1 cm。表面黄白色或淡棕黄色，平滑，具 2~3 条棱线。中种皮（壳）骨质，坚硬。内种皮膜质，种仁宽卵球形或椭圆形，一端淡棕色，另一端金黄色，横断面外层黄色，胶质样，内层淡黄色或淡绿色，粉性，中间有空隙。无臭，味甘、微苦。

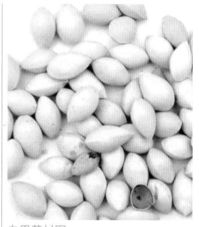

白果药材图

◆ **饮片性状**　白果仁　本品种仁宽卵球形或椭圆形，有残留膜质内种皮，一端淡棕色，另一端金黄色。质地较硬。横断面胶质样，外层黄色，内层淡黄色，粉性，中间有空隙。气微，味甘、微苦。

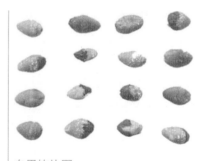

白果饮片图

◆ **粉末特征**　本品粉末浅黄棕色。石细胞单个散在或数个成群，类圆形、长圆形、类长方形或不规则形，有的具突起，长 60~322 μm，直径 27~125 μm，壁厚，孔沟较细密。内种皮薄壁细胞浅黄棕色至红棕色，类方形、长方形或类多角形。胚乳薄壁细胞多类长方形，内充满糊化淀粉粒。具缘纹孔管胞多破碎，直径 33~72 μm。

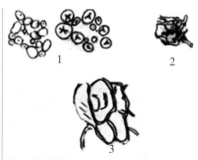

白果粉末特征图

1.淀粉粒　2.内种皮薄壁细胞　3.胚乳薄壁细胞

◆ **性味归经**　甘、苦、涩，平；有毒。归肺、肾经。

- ◆ **功能主治**　敛肺定喘，止带缩尿。用于痰多喘咳，带下白浊，遗尿尿频。
- ◆ **用法用量**　5~10 g。
- ◆ **使用注意**　生食有毒。
- ◆ **贮藏**　置通风干燥处。

白屈菜

Baiqucai

- ◆ **来源**　本品为罂粟科植物白屈菜（*Chelidonium majus* L.）的干燥全草。
- ◆ **生长环境与分布**　生于山坡或山谷林边草地。分布于东北、内蒙古、河北、河南、山东、山西、江苏、江西、浙江等地。
- ◆ **采收加工**　夏、秋二季采挖，除去泥沙，阴干或晒干。
- ◆ **药材性状**　根呈圆锥状，多有分枝，密生须根。茎干瘪中空，表面黄绿色或绿褐色，有的可见白粉。叶互生，多皱缩、破碎，完整者为1~2回羽状分裂，裂片近对生，先端钝，边缘具不整齐的缺刻；上表面黄绿色，下表面绿灰色，具白色柔毛，脉上尤多。花瓣4片，卵圆形，黄色，雄蕊多数，雌蕊1。蒴果细圆柱形；种子多数，卵形，细小，黑色。气微，味微苦。
- ◆ **饮片性状**　本品为不规则的段。根呈黑褐色，有的可见须根。茎干瘪中空，表面黄绿色或绿褐色，有的可见白粉。叶多破碎，上表面呈黄绿色，下表面呈绿灰色，具白色柔毛，脉上尤多。有时可见黄色小花。气微，味微苦。

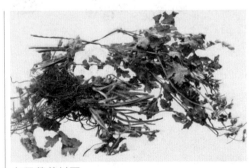

白屈菜药材图

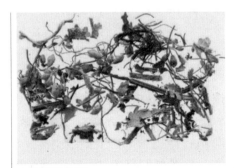

白屈菜饮片图

◆ **粉末特征** 本品粉末绿褐色或黄褐色。叶上表皮细胞多角形；叶下表皮细胞壁波状弯曲，气孔为不定式。乳汁管碎片长条形，含黄棕色分泌物。非腺毛由1~10余个细胞组成，表面有细密的疣状突起，顶端细胞较尖，中部常有一至数个细胞缢缩。花粉粒类球形，直径20~38 μm，表面具细密的点状纹理，具3个萌发孔。果皮表皮细胞呈长方形或长梭形，长60~100 μm，宽25~40 μm，有的细胞中含草酸钙方晶，细胞壁呈连珠状增厚。

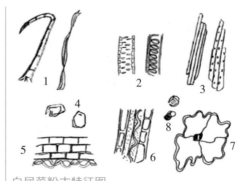

白屈菜粉末特征图
1.非腺毛 2.导管 3.纤维及嵌晶纤维 4.方晶 5.花粉囊外壁细胞 6.乳汁管 7.气孔 8.花粉粒

◆ **性味归经** 苦，凉；有毒。归肺、胃经。

◆ **功能主治** 解痉止痛，止咳平喘。用于胃脘挛痛，咳嗽气喘，百日咳。

◆ **用法用量** 9~18 g。

◆ **使用注意** 孕妇忌服。

◆ **贮藏** 置通风干燥处。

白药子

Baiyaozi

◆ **来源** 本品为防己科植物金线吊乌龟（*Stephania cepharantha* Hayata）的干燥块根。

◆ **生长环境与分布** 生于山野肥沃湿润的草丛及灌木林中，以石灰岩地生长较茂盛。分布于陕西、浙江、台湾、江西、湖南、广东等地。

◆ **采收加工** 全年可采，以秋末冬初采收为好；除去须根，洗净，切片晒干备用。

◆ **药材性状** 块根呈不规则团块或短圆柱形，直径2~9 cm，其下常有几个略短圆柱形的根相连，稍弯曲，有缢缩的横沟，根的远端有时纤细，其后膨大成椭圆形，并常常数个相连成念珠状；根的顶端有根茎残基。市售品多为横切或纵切

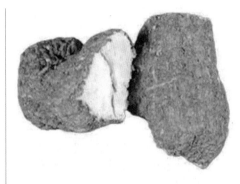

白药子药材图

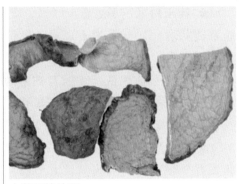

白药子饮片图

的不规则块片，直径7 cm，厚0.2~1.5 cm，表面棕色或暗褐色，有皱纹及须根痕，切面粉性足，类白色或灰白色，可见筋脉纹，呈点状或条纹状排列。质硬脆，易折断，断面粉性。气微，味苦。

◆ **饮片性状**　本品为不规则的块。外表皮呈暗褐色，有皱纹及须根痕。切面类白色或灰白色，可见筋脉纹，有的略呈环状排列，质硬而脆，易折断，断面粉性。气微，味苦。

◆ **性味归经**　苦、辛，凉；小毒。归脾、肺、肾经。

◆ **功能主治**　清热解毒，凉血止血，散瘀消肿。

◆ **用法用量**　9~15 g。外用适量，捣烂或磨汁涂敷患处。

◆ **使用注意**　阴虚内热者忌用。

◆ **贮藏**　置干燥处，防潮，防霉变。

石菖蒲

Shichangpu

◆ **来源**　本品为天南星科植物石菖蒲（*Acorus tatarinowii* Schott）的干燥根茎。

◆ **生长环境与分布**　生于山沟、溪涧潮湿的岩石间。分布于长江流域及其以南各省，主产于四川、浙江、江苏等地。

◆ **采收加工**　秋、冬二季采挖，除去须根和泥沙，晒干。

◆ **药材性状**　本品呈扁圆柱形，多弯曲，常有分枝，长3~20 cm，直径0.3~

1 cm。表面棕褐色或灰棕色，粗糙，有疏密不匀的环节，节间长 0.2~0.8 cm，具细纵纹，一面残留须根或圆点状根痕；叶痕呈三角形，左右交互排列，有的其上有毛鳞状的叶基残余。质硬，断面纤维性，类白色或微红色，内皮层环明显，可见多数维管束小点及棕色油细胞。气芳香，味苦、微辛。

◆ **饮片性状**　本品呈扁圆形或长条形的厚片。外表皮棕褐色或灰棕色，有的可见环节及根痕。切面纤维性，类白色或微红色，有明显环纹及油点。气芳香，味苦、微辛。

◆ **粉末特征**　本品粉末灰棕色。淀粉粒单粒球形、椭圆形或长卵形，直径 2~9 μm；复粒由 2~20 个（或更多）分粒组成。纤维束周围细胞中含草酸钙方晶，形成晶纤维。草酸钙方晶呈多面形、类多角形、双锥形，直径 4~16 μm。分泌细胞呈类圆形或长圆形，胞腔内充满黄绿色、橙红色或红色分泌物。

◆ **性味归经**　辛、苦，温。归心、胃经。

◆ **功能主治**　开窍豁痰，醒神益智，化湿开胃。用于神昏癫痫，健忘失眠，耳鸣耳聋，脘痞不饥，噤口下痢。

◆ **用法用量**　3~10 g。

◆ **使用注意**　阴虚阳亢、烦躁多汗、咳嗽、吐血、精滑者慎服；孕妇忌用。

◆ **贮藏**　置干燥处，防霉。

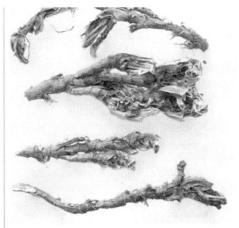

石菖蒲药材图

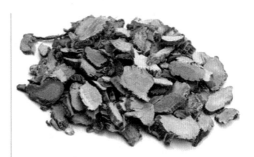

石菖蒲饮片图

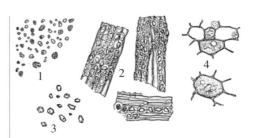

石菖蒲粉末特征图

1. 淀粉粒　2. 晶纤维　3. 草酸钙方晶　4. 分泌细胞

关木通

Guanmutong

◆ **来源**　本品为马兜铃科植物东北马兜铃（*Aristolochia manshuriensis* Kom.）的干燥藤茎。

◆ **生长环境与分布**　生于山野、林缘、溪流两岸、路旁、山坡灌丛中。分布于河北、山西、山东、河南、甘肃和长江流域以南等地。

◆ **采收加工**　秋、冬二季采截。除去粗皮，晒干。

◆ **药材性状**　本品呈长圆柱形，稍扭曲，长1~2 m，直径1~6 cm。表面灰黄色或棕黄色，有浅纵沟及棕褐色残余粗皮的斑点。节部稍膨大，有1枝痕。体轻，质硬，不易折断，断面黄色或淡黄色，皮部薄，木部宽广，有多层整齐环状排列的导管，呈筛网状，射线放射状，髓部不明显。摩擦残余粗皮，有樟脑样臭。气微，味苦。

◆ **饮片性状**　本品为圆形薄片，表面黄色或黄白色。木部宽广，导管孔大，多层环形排列呈筛网状，射线色浅，髓部不明显。周边灰黄色，粗糙。体轻，质硬。气微，味苦。

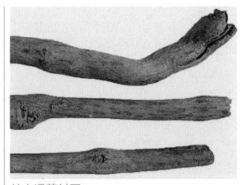

关木通药材图

◆ **粉末特征**　本品粉末淡黄色。纤维管胞大多呈束，长棱形，直径11~20 μm，壁有明显的具缘纹孔，纹孔口斜裂缝状或相交成"十"字形。分隔纤维

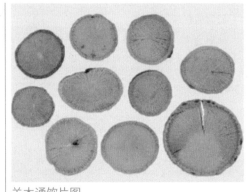

关木通饮片图

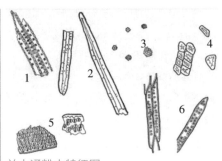

关木通粉末特征图
1.木纤维　2.韧皮纤维　3.草酸钙结晶
4.石细胞　5.导管　6.管胞

直径21~42 μm，斜纹孔明显。石细胞少见，类方形或类多角形，壁较厚。草酸钙簇晶直径约40 μm。具缘纹孔导管大，直径约328 μm，多破碎，具缘纹孔类圆形，排列紧密；具缘纹孔管胞少见。

◆ **性味归经**　味苦，性寒。归心、小肠、膀胱经。

◆ **功能主治**　清心火，利小便，通经下乳。用于口舌生疮，心烦尿赤，水肿，热淋涩痛，白带，经闭乳少，湿热痹痛。

◆ **用法用量**　3~6 g。

◆ **使用注意**　不可多用、久服；肾功能不全者及孕妇忌服。

◆ **贮藏**　置阴凉干燥处。

关白附

Guanbaifu

◆ **来源**　本品为毛茛科植物黄花乌头 [*Aconitum coreanum* （H. Lév.） Raipaics] 的块根。

◆ **生长环境与分布**　本品生于山坡灌木丛或高山草丛中。分布于黑龙江、辽宁、吉林和河北北部等地。

◆ **采收加工**　秋季采挖，除去细根，晒干。

◆ **药材性状**　母根长圆锥形，长5~10 cm，直径0.6~1.3 cm，表面灰棕色，有纵皱纹、沟纹及横长突起的根痕，顶端有茎基。子根呈卵形或椭圆形，长1.5~3.5 cm，直径0.6~2 cm，表面棕黄色，有细纵纹，顶端有芽痕。质坚硬，断面类白色，粉性，中柱部分导管呈星点状。气微，味辛辣麻舌。

◆ **饮片性状**　同药材。

◆ **粉末特征**　本品粉末灰白色。淀粉粒极多，单粒呈球形、椭圆形或卵形，直径3~27 μm，脐点呈星状、点状、人字状、叉状或月牙状；复粒由2~4个分粒组成，3分粒则多排列成三角形，有的一大二小；4分粒则有的一大三小。后生皮层细胞方形、类方形或类圆形。长60~

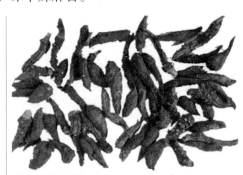

关白附药材图

150 μm，宽 30~60 μm，壁厚约 3 μm，淡棕色，细胞内含黄棕色物质。网纹导管多，亦有环纹导管，长 150~820 μm，直径 15~60 μm，接头处多为圆形。石细胞较少，长圆形、方形或不规则形，长 75~150 μm，宽 45~90 μm，壁厚 3~9 μm，孔沟及壁孔明显。

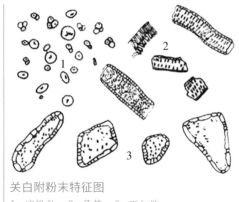

关白附粉末特征图
1.淀粉粒　2.导管　3.石细胞

◆ **性味归经**　性温，味辛、甘；有毒。归肝、胃经。

◆ **功能主治**　祛寒湿，止痛。用于腰膝关节冷痛，头痛，口眼㖞斜，冻疮。

◆ **用法用量**　用量 1.5~3 g，生关白附 0.15~0.45 g。一般炮制后用。外用：酌量。

◆ **使用注意**　孕妇及阴虚、热盛者忌服。

◆ **贮藏**　存放于干燥处，防潮，防蛀。

华山参

Huashanshen

◆ **来源**　本品为茄科植物漏斗泡囊草（*Physochlaina infundibu-laris* Kuang）的干燥根。

◆ **生长环境与分布**　生于阴山坡、沟谷或草地。主产于陕西，山西、河南等地也有分布。

◆ **采收加工**　春季采挖，除去须根，洗净，晒干。

◆ **药材性状**　本品呈长圆锥形或圆柱形，略弯曲，有的有分枝，长 10~20 cm，直径 1~2.5 cm。表面棕褐色，有黄白色横长皮孔样突起、须根痕及纵皱纹，上部有环纹。顶端常有一至数个根茎，其上有茎痕和疣状突起。质硬，断面类白色或黄白色，皮部狭窄，木部宽广，可见细密的放射状纹理。具烟草气，味微苦，稍麻舌。

◆ **饮片性状**　同药材。

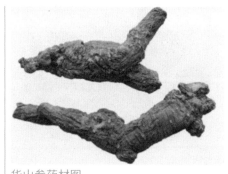

华山参药材图

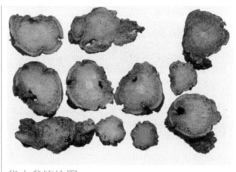

华山参饮片图

◆ **粉末特征** 本品粉末灰白色。淀粉粒甚多，单粒类圆形，直径3~15 μm，脐点呈点状、裂缝状或叉状；复粒由2~4个分粒组成。草酸钙砂晶多存在于薄壁细胞中。网纹导管直径17~85 μm。

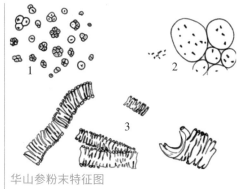

华山参粉末特征图
1.淀粉粒 2.草酸钙砂晶 3.网纹导管

◆ **性味归经** 甘、微苦，温；有毒。归肺、心经。

◆ **功能主治** 温肺祛痰，平喘止咳，安神镇惊。用于寒痰喘咳，惊悸失眠。

◆ **用法用量** 0.1~0.2 g。

◆ **使用注意** 不宜多服，以免中毒；青光眼患者禁服；孕妇及前列腺重度肥大者慎用。

◆ **贮藏** 置通风干燥处，防蛀。

地枫皮

Difengpi

◆ **来源** 本品为木兰科植物地枫皮（*Illicium difengpi* K. I. B. et K. I. M.）的干燥树皮。

◆ **生长环境与分布** 分布于我国广西西南部，广东南部都安、马山、德保至龙州等地。

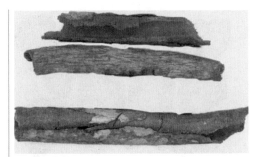

地枫皮药材图

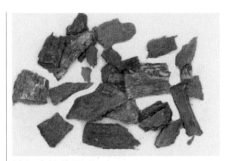

地枫皮饮片图

◆ **采收加工**　春、秋二季剥取，晒干或低温干燥。

◆ **药材性状**　本品呈卷筒状或槽状，长5~15 cm，直径1~4 cm，厚0.2~0.3 cm。外表面灰棕色至深棕色，有的可见灰白色地衣斑，粗皮易剥离或脱落，脱落处棕红色。内表面棕色或棕红色，具明显的细纵皱纹。质松脆，易折断，断面颗粒状。气微香，味微涩。

◆ **饮片性状**　本品形如药材，呈不规则颗粒状或块片状。气微香，味微涩。

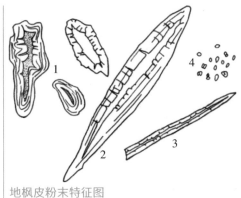

地枫皮粉末特征图
1.石细胞　2.中柱纤维　3.韧皮纤维　4.淀粉粒

◆ **粉末特征**　本品粉末棕红色。石细胞较多，类圆形、近方形、长柱形、分枝状或多角形，长72~650 μm，直径40~340 μm，胞腔常含黄棕色内含物，孔沟及层纹明显。纤维长梭形，木化，胞腔狭小，可见孔沟。淀粉粒呈圆形、椭圆形，直径8~22 μm，有的具线状脐点，复粒少见，由2~3个分粒组成。

◆ **性味归经**　微辛、涩，温；有小毒。归膀胱、肾经。

◆ **功能主治**　祛风除湿，行气止痛。用于风湿痹痛，劳伤腰痛。

◆ **用法用量**　6~9 g。

◆ **使用注意**　孕妇慎用。

◆ **贮藏**　置干燥处。

夹竹桃

Jiazhutao

◆ **来源** 本品为夹竹桃科植物夹竹桃（*Nerium indicum* Mill. cv. Paihua）的干燥叶。树皮亦可入药。

◆ **生长环境与分布** 喜光，喜温暖湿润气候，不耐寒，忌水渍，耐一定程度的空气干燥。适生于排水良好的中性土壤，微酸性、微碱土也能适应。原产于伊朗、印度等国家和地区。现广植于亚热带及热带地区。我国各省区都有栽培。

◆ **采收加工** 全年可采，晒干、阴干或鲜用。

◆ **药材性状** 叶革质，完全叶片呈披针形，长 10~17 cm，宽 2~2.5 cm，全缘稍反卷，近无柄。上表面呈暗棕色，下表面呈浅绿色，两面光滑无毛。主脉于下面凸起，侧脉细密而平行；厚革质而硬，质脆易碎。气特异，味苦。

◆ **饮片性状** 同药材。

◆ **性味归经** 苦，寒；有毒。归心、肺、肾经。

◆ **功能主治** 强心利尿，祛痰定喘，镇痛，祛瘀。治心脏病、心力衰竭，喘息咳嗽，癫痫，跌打损伤肿痛，经闭、斑秃。

◆ **用法用量** 内服：煎汤 3~4 片叶，研末 0.1~0.16 g。外用：捣敷。

◆ **使用注意** 孕妇忌服，不宜多服或久服，过量则中毒。

◆ **贮藏** 置于干燥通风处。

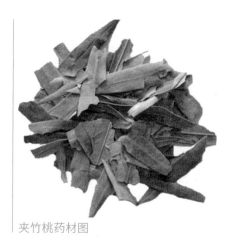

夹竹桃药材图

寻骨风

Xungufeng

◆ **来源** 本品为马兜铃科植物绵毛马兜铃（*Aristolochia mollissima* Hance）的干燥根茎或全草。

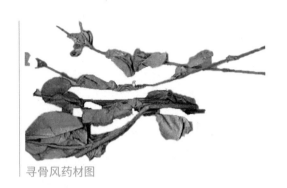

寻骨风药材图

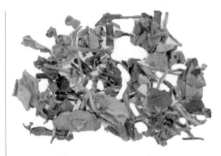

寻骨风饮片图

◆ **生长环境与分布**　生于低山草丛、山坡灌丛或路旁。分布于山西、陕西、山东、江苏、浙江、江西、河南、湖南、贵州等地。

◆ **采收加工**　夏、秋二季采收。晒干，切段，生用。

◆ **药材性状**　根茎细长圆柱形，多分枝，直径约 2 mm，少数达 5 mm。表面棕黄色，有纵向纹理，节间纹理，节间长 1~3 cm。质韧而硬，断面黄白色。茎淡绿色，直径 1~2 mm，密被白色茸毛。

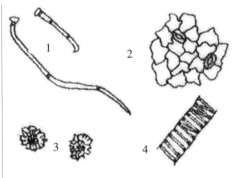

寻骨风粉末特征图
1.非腺毛　2.表皮细胞　3.草酸钙簇晶　4.螺纹导管

叶皱缩，灰绿色或黄绿色，展平后呈卵状心形，先端钝圆或短尖，两面密被白色茸毛，全缘。质脆易碎。气微香，味苦、辛。

◆ **饮片性状**　本品为不规则小段。根茎呈细圆柱形，表面淡棕红色或褐棕色，有纵皱纹，节处可见须根或须根痕，切面纤维性，类白色，有放射状纹理；茎淡绿色，密被白茸毛；叶灰绿色，皱缩，两面密被白茸毛，质韧。气微香，味苦而辛。

◆ **粉末特征**　本品粉末呈暗绿色。非腺毛多细胞，极多，细长，多碎断。叶表皮细胞类长方形，气孔不定式。草酸钙簇晶存在于薄壁细胞中或散在，直径 8~60 μm。花粉粒类圆形，具 3 个萌发孔。螺纹导管直径 20~105 μm。

◆ **性味归经**　辛、苦，平。归肝、胃经。

◆ **功能主治**　祛风除湿，活血通络，止痛。主风湿痹痛，肢体麻木，筋骨拘挛，脘腹疼痛，跌打伤痛，外伤出血，乳痈及多种化脓性感染，腹痛，疟疾。

◆ **用法用量**　内服：煎汤，10~20 g；或浸酒。

◆ **使用注意** 阴虚内热者不宜服用；不宜大量或长期服用；肾病患者忌用。

◆ **贮藏** 置干燥通风处。

延胡索

Yanhusuo

◆ **来源** 本品为罂粟科植物延胡索（*Corydalis yanhusuo* W. T. Wang）的干燥块茎。

◆ **生长环境与分布** 野生于山地，稀疏林以及树林边缘的草丛中，喜温暖湿润气候，但能耐寒，怕干旱和强光，生长季节短，大风对其生长不利。产于浙江、安徽、江苏、湖北、河南，生于丘陵草地，有的地区有引种栽培（陕西、甘肃、四川、云南和北京）。

◆ **采收加工** 夏初茎叶枯萎时采挖，除去须根，洗净，置沸水中煮或蒸至恰无白心时，取出，晒干。

◆ **药材性状** 本品呈不规则的扁球形，直径0.5~1.5 cm。表面黄色或黄褐色，有不规则网状皱纹。顶端有略凹陷的茎痕，底部常有疙瘩状突起。质硬而脆，断面黄色，角质样，有蜡样光泽。气微，味苦。

◆ **饮片性状** 本品呈不规则的圆形厚片。外表皮黄色或黄褐色，有不规则细皱纹。切面黄色，角质样，具蜡样光泽。气微，味苦。

◆ **粉末特征** 本品粉末绿黄色。糊化淀粉粒团块淡黄色或近无色。下皮厚壁

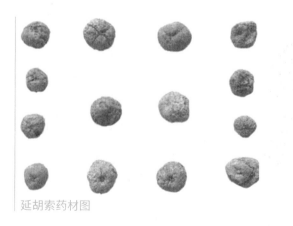

延胡索药材图

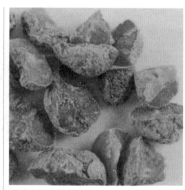

延胡索饮片图

细胞绿黄色，细胞多角形、类方形或长条形，壁稍弯曲，木化，有的成连珠状增厚，纹孔细密。螺纹导管直径 16~32 μm。

◆ **性味归经**　辛、苦，温。归肝、脾经。

◆ **功能主治**　活血，行气，止痛。用于胸胁、脘腹疼痛，胸痹心痛，经闭痛经，产后瘀阻，跌扑肿痛。

◆ **用法用量**　3~10 g；研末吞服，一次 1.5~3 g。

◆ **使用注意**　血热气虚者及孕妇忌服。

◆ **贮藏**　置干燥处，防蛀。

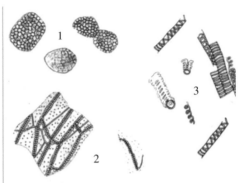

延胡索粉末特征图
1. 糊化淀粉粒　2. 下皮厚壁细胞　3. 螺纹导管

朱砂莲

Zhushalian

◆ **来源**　本品为马兜铃科植物四川朱砂莲（*Aristolochia cinnabarina* C. Y. Cheng et J. L. Wu）或朱砂莲（*A. cinnabaria* C. Y. Cheng, mss.）的干燥块根。

◆ **生长环境与分布**　生长于海拔 1 300~2 800 m 的山坡、路边、水边或灌木丛中及疏林下。产于陕西、甘肃、安徽、江西、湖南、湖北、广西、贵州、四川和

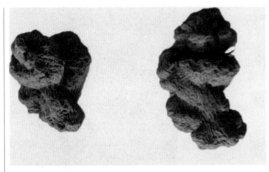

朱砂莲药材图

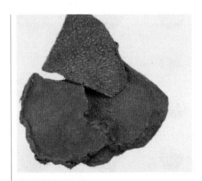

朱砂莲饮片图

云南等地区。

◆ **采收加工**　春初新苗发出前或秋后地上茎叶干枯时采挖，去掉残茎及须根，洗净，切片，晒干。

◆ **药材性状**　块根呈不规则结节状，长6~18 cm，直径3~8 cm。表面呈棕黄色至棕红色，有不规则瘤状突起和深皱纹；外皮破裂处呈红棕色。体重，质坚，断面棕色或红棕色，习称"朱砂岔"，角质样。气微闷臭，味极苦。

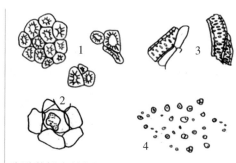

朱砂莲粉末特征图
1.石细胞　2.分泌细胞　3.导管　4.淀粉粒

◆ **饮片性状**　本品为不规则薄片。周边红褐色，粗糙，切面朱红色或棕红色，有深皱纹，习称"朱砂岔"，角质样，有时可见少数纤维筋点，细腻。体重，质坚，微具闷臭气，味极苦。

◆ **粉末特征**　本品粉末橙红色。石细胞成群或单个散在，黄色，不规则多边形或类圆形，直径10~25 μm，壁较薄，孔沟明显。水装片可见含橙色物质的分泌细胞，导管网纹。淀粉粒多糊化。

◆ **性味归经**　苦、辛，寒；有小毒。归心，肺，肝经。

◆ **功能主治**　清热解毒，消肿止痛。用于肠炎，痢疾，尾、十二指肠溃疡，咽喉肿痛，毒蛇咬伤，痈疖肿毒，外伤出血。

◆ **用法用量**　内服：煎汤，5~10 g，鲜品量可酌加；或研末，每次0.5~1 g，每日2次。外用：适量，磨粉，酒或醋调涂。

◆ **使用注意**　朱砂莲长期服用可产生肾脏毒害，致肾衰竭等。

◆ **贮藏**　置于干燥通风处。

红大戟

Hongdaji

◆ **来源**　本品为茜草科植物红大戟（*Knoxia valerianoides* Thorel et Pit.）的干燥块根。

◆ **生长环境与分布**　生于低山坡草丛半阴半阳，分布于云南、贵州、广西、

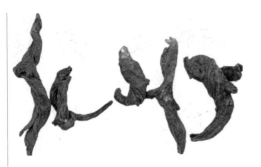

红大戟药材图

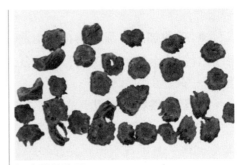

红大戟饮片图

广东、福建、西藏等地。

◆ **采收加工**　秋、冬二季采挖，除去须根，洗净，置沸水中略烫，干燥。

◆ **药材性状**　本品略呈纺锤形，偶有分枝，稍弯曲，长3~10 cm，直径0.6~1.2 cm。表面红褐色或红棕色，粗糙，有扭曲的纵皱纹。上端常有细小的茎痕。质坚实，断面皮部红褐色，木部棕黄色。气微，味甘、微辛。

◆ **饮片性状**　本品呈不规则长圆形或圆形厚片。外表皮呈红褐色或棕黄色，切面呈棕黄色。气微，味甘、微辛。

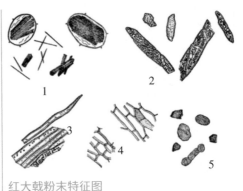

红大戟粉末特征图
1.草酸钙针晶　2.导管　3.木纤维　4.木栓细胞　5.色素块

◆ **粉末特征**　粉末红棕色。草酸钙针晶散在或成束存在于黏液细胞中，长50~153 μm。导管主为具缘纹孔，直径12~74 μm。木纤维多成束，长梭形，直径16~24 μm，纹孔口斜裂缝状或人字状。木栓细胞表面观呈类长方形或类多角形，微木化，有的细胞中充满红棕色或棕色物。色素块散在，淡黄色、棕黄色或红棕色。

◆ **性味归经**　苦，寒；有小毒。归肺、脾、肾经。

◆ **功能主治**　泻水逐饮，消肿散结。用于水肿胀满，胸腹积水，痰饮积聚，气逆咳喘，二便不利，痈肿疮毒，瘰疬痰核。

◆ **用法用量**　1.5~3 g，入丸、散服，每次1 g；内服醋制用。外用适量，生用。

◆ **使用注意**　不与甘草同服，孕妇及体质虚寒者忌服。

◆ **贮藏**　置阴凉干燥处。

肉豆蔻

Roudoukou

◆ **来源**　本品为肉豆蔻科植物肉豆蔻（*Myristica fragrans* Houtt.）的干燥种仁。

◆ **生长环境与分布**　喜温暖，喜高湿、高降水，喜阳；土壤类型主要为强淋溶土、暗色土、始成土、铁铝土、薄层土、低活性淋溶土、黑土、变性土。分布于印度尼西亚、马来西亚、西印度群岛、巴西等地。我国台湾、广东、云南等地有引入栽培品。

◆ **采收加工**　春、冬二季果实成熟后采收，除去外果壳，干燥。

◆ **药材性状**　本品呈卵圆形或椭圆形，长 2~3 cm，直径 1.5~2.5 cm。表面呈灰棕色或灰黄色，有时外被白粉（石灰粉末）。全体有浅色纵行沟纹和不规则网状沟纹。种脐位于宽端，呈浅色圆形突起，合点呈暗凹陷。种脊呈纵沟状，连接两端。质坚，断面显棕黄色相杂的大理石花纹，宽端可见干燥皱缩的胚，富油性。气香浓烈，味辛。

◆ **饮片性状**　同药材。

◆ **粉末特征**　本品粉末红棕色至棕色，脂肪油极多，加热后形成油滴，冷却后脂肪油析出针簇状或羽毛状结晶。外胚乳细胞成片，呈多角形，内含棕红色色素。内胚乳细胞黄色，呈类多角形，内含淀粉粒、油滴及糊粉粒。淀粉粒多为单粒，直径 10~25 μm，5 脐点呈点状、裂缝状或星状，复粒少见，由 2~8 个分粒组成，直径 15~35 μm，脐点明显。导管主为螺纹导管，亦有网纹导管，黄色，直径 10~25 μm。

◆ **性味归经**　辛，温。归脾、胃、大肠经。

◆ **功能主治**　温中行气，涩肠止泻。用于脾胃虚寒，久泻不止，脘腹胀痛，食少呕吐。

◆ **用法用量**　3~10 g。

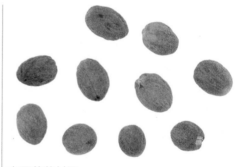

肉豆蔻药材图

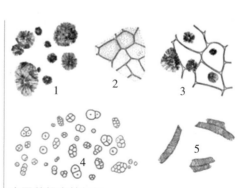

肉豆蔻粉末特征图
1.脂肪油（示结晶）　2.外胚乳细胞　3.内胚乳细胞　4.淀粉粒　5.导管

◆ **使用注意**　不能过量服用。

◆ **贮藏**　存放于阴凉处，防蛀。

防 己

Fangji

◆ **来源**　本品为防己科植物粉防己（*Stephania tetrandra* S. Moore）的干燥根。

◆ **生长环境与分布**　分布于海拔700 m 以下的低、中山地的灌丛，疏林下或林缘半阴湿的环境中。主要分布于江西、浙江、广东、广西、安徽、福建等地。

◆ **采收加工**　秋季采挖，洗净，除去粗皮，晒至半干，切段，个大者再纵切，干燥。

◆ **药材性状**　本品呈不规则圆柱形、半圆柱形或块状，多弯曲，长 5~10 cm，直径 1~5 cm。表面淡灰黄色，在弯曲处常有深陷横沟而成结节状的瘤块样。体重，质坚实，断面平坦，灰白色，富粉性，有排列较稀疏的放射状纹理。气微，味苦。

◆ **饮片性状**　本品呈类圆形或半圆形的厚片。外表皮淡灰黄色。切面灰白色，粉性，有稀疏的放射状纹理。气微，味苦。

◆ **粉末特征**　粉末灰白色或黄白色。淀粉粒众多，单粒球形、盔帽形或多角形，直径 1~49 μm，脐点呈点状、裂缝状、"人"字状或星状，层纹明显；复粒

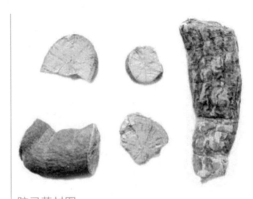

防己药材图

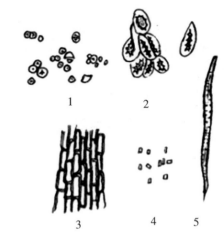

防己粉末特征图

1.淀粉粒　2.石细胞　3.木栓细胞　4.草酸钙方晶　5.纤维

由 2~5 个分粒组成，导管多为具缘纹孔导管，直径 4.5~175 μm。石细胞类圆形、类方形或长椭圆形，直径 20~97 μm，细胞壁厚 2~20 μm，孔沟明显。纤维少数，长梭形，木化。木栓细胞浅黄色，多角形。草酸钙方晶少数，细小柱状，直径 0.5~7.9 μm。

◆ **性味归经**　苦，寒。归膀胱、肺经。

◆ **功能主治**　祛风止痛，利水消肿。用于风湿痹痛，水肿脚气，小便不利，湿疹疮毒。

◆ **用法用量**　5~10 g。

◆ **使用注意**　不能过量服用。

◆ **贮藏**　置干燥处，防霉，防蛀。

两头尖

Liangtoujian

◆ **来源**　本品为毛茛科植物多被银莲花（*Anemone raddeana* Regel）的干燥根茎。

◆ **生长环境与分布**　多生长在海拔 800 m 左右的山地林中或草地阴凉处。分布于东北等地。

◆ **采收加工**　夏季采挖，除去须根，洗净，干燥。

◆ **药材性状**　本品呈类长纺锤形，两端尖细，微弯曲，其中近一端处较膨大，长 1~3 cm，直径 2~7 mm。表面棕褐色至棕黑色，具微细纵皱纹，膨大部位常

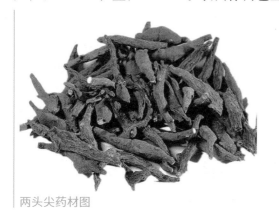

两头尖药材图

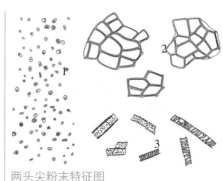

两头尖粉末特征图

1. 淀粉粒　2. 表皮细胞　3. 导管

有1~3个支根痕呈鱼鳍状突起，偶见不明显的3~5个环节。质硬而脆，易折断，断面略平坦，类白色或灰褐色，略角质样。气微，味先淡，后微苦而麻辣。

◆ **饮片性状**　同药材。

◆ **粉末特征**　本品粉末灰褐色。淀粉粒众多，单粒类圆形或椭圆形，直径2~11 μm，脐点呈点状或短缝状，层纹不明显；复粒由2~4个分粒组成。表皮细胞红棕色、黄色或亮黄色，外壁木栓化增厚，常呈脊状或瘤状突入细胞内。网纹导管、螺纹导管或梯纹导管多见，直径10~33 μm，少有具缘纹孔导管。

◆ **性味归经**　辛，热；有毒。归脾经。

◆ **功能主治**　祛风湿，消痈肿。用于风寒湿痹，四肢拘挛，骨节疼痛，痈肿溃烂。

◆ **用法用量**　1~3 g。外用适量。

◆ **使用注意**　孕妇禁用。

◆ **贮藏**　存放于阴凉干燥处。

两面针

Liangmianzhen

◆ **来源**　本品为芸香科植物两面针 [*Zanthoxylum nitidum* （Roxb.） DC.] 的干燥根。

◆ **生长环境与分布**　生于海拔800 m以下的温热地方，山地或平地的疏林、灌丛中，荒山草坡的有刺灌丛中较常见。分布于广西、广东、福建等地。

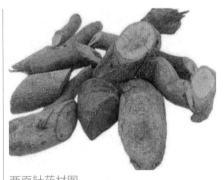

两面针药材图

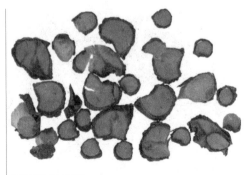

两面针饮片图

◆ **采收加工** 全年均可采挖，洗净，切片或段，晒干。

◆ **药材性状** 本品为厚片或圆柱形短段，长 2~20 cm，厚 0.5~6（~10）cm。表面淡棕黄色或淡黄色，有鲜黄色或黄褐色类圆形皮孔样斑痕。切面较光滑，皮部淡棕色，木部淡黄色，可见同心性环纹和密集的小孔。质坚硬。气微香，味辛辣麻舌而苦。

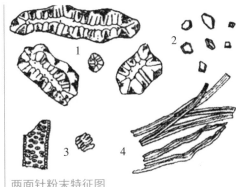

两面针粉末特征图

1.石细胞　2.草酸钙方晶　3.导管　4.纤维

◆ **饮片性状** 本品为不规则或类圆形的切片，直径 0.5~2.5 cm。外表皮淡棕黄色或淡黄色，具纵皱纹，可见鲜黄色或黄褐色类圆形皮孔样斑痕。切面皮部狭窄，淡棕色，木部宽，淡黄色至黄色，具多列同心性环，并可见众多细孔。质坚硬。气微香，味辛辣麻舌而苦。

◆ **粉末特征** 本品粉末呈黄棕色。单粒淀粉粒呈宽卵形或类圆形，直径 3~25 μm，复粒由 2~4 个分粒组成。石细胞淡黄绿色，类方形、类长方形、类圆形、梭形或条形，相对较大，长 16~225 μm，宽 12~131 μm，壁厚薄不均，壁厚者有明显纹埋，壁薄者则有细纹孔。草酸钙方晶单个散在或存在于薄壁细胞中，呈菱形或不规则多边形。导管主为具缘纹孔，直径 14~182 μm，木栓细胞棕色，表面观呈多边形或长多边形，壁稍厚，有的胞腔含棕色物。纤维较长，壁较厚，木化。

◆ **性味归经** 苦、辛，平；有小毒。归肝、胃经。

◆ **功能主治** 活血化瘀，行气止痛，祛风通络，解毒消肿。用于跌扑损伤，胃痛，牙痛，风湿痹痛，毒蛇咬伤；外治烧烫伤。

◆ **用法用量** 5~10 g。外用适量，研末调敷或煎水洗患处。

◆ **使用注意** 不能过量服用；忌与酸味食物同服。

◆ **贮藏** 置干燥处，防潮，防蛀。

吴茱萸

Wuzhuyu

◆ **来源** 本品为芸香科植物吴茱萸［*Euodia rutaecarpa*（Juss.）Benth.］、石虎

[*E. rutaecarpa*（Juss.）Benth. var. *officinalis*（Dode）Huang］或疏毛吴茱萸［*E. rutaecarpa*（Juss.）Benth. var. *bodinieri*（Dode）Huang］的干燥近成熟果实。

◆ **生长环境与分布**　生于海拔800 m以下的温热山地、丘陵、平地的疏林和灌丛中。野生较少，多见栽培。主产于贵州、广西、湖南、云南、陕西、浙江、四川等地。

◆ **采收加工**　8~11月果实尚未开裂时，剪下果枝，晒干或低温干燥，除去枝、叶、果梗等杂质。

◆ **药材性状**　本品呈球形或略呈五角状扁球形，直径2~5 mm。表面暗黄绿色至褐色，粗糙，有多数点状突起或凹下的油点。顶端有五角星状的裂隙，基部残留被有黄色茸毛的果梗。质硬而脆，横切面可见子房5室，每室有淡黄色种子1粒。气芳香浓郁，味辛辣而苦。

◆ **饮片性状**　同药材。

◆ **粉末特征**　本品粉末褐色。非腺毛2~6细胞，长140~ 350 μm，壁疣明显，有的胞腔内含棕黄色至棕红色物。腺毛头部7~14细胞，椭圆形，常含黄棕色内含物；柄2~5细胞。草酸钙簇晶较多，直径10~25 μm；偶有方晶。石细胞类圆形或长方形，直径35~70 μm，胞腔大。油室碎片有时可见，淡黄色。

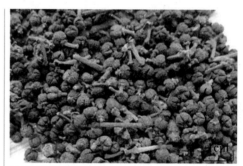

吴茱萸药材图

◆ **性味归经**　辛、苦，热；有小毒。归肝、脾、胃、肾经。

◆ **功能主治**　散寒止痛，降逆止呕，助阳止泻。用于厥阴头痛，寒疝腹痛，寒湿脚气，经行腹痛，脘腹胀痛，呕吐吞酸，五更泄泻。

◆ **用法用量**　2~5 g。外用适量。

◆ **使用注意**　不宜多服久服；本品大热，内火盛者不宜用，孕妇慎用。

◆ **贮藏**　置阴凉干燥处。

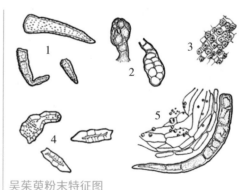

吴茱萸粉末特征图
1.非腺毛　2.腺毛　3.草酸钙簇晶　4.石细胞　5.油室碎片

芫 花

Yuanhua

◆ **来源**　本品为瑞香科植物芫花（*Daphne genkwa* Sieb. et Zucc.）的干燥花蕾。

◆ **生长环境与分布**　生于海拔300~1 000 m的路旁及山坡林间。宜温暖的气候，性耐旱怕涝。分布于长江流域以南及山东、河南、陕西等地。

◆ **采收加工**　春季花未开放时采收，除去杂质，干燥。

◆ **药材性状**　常3~7朵簇生于短花轴上，基部有苞片1~2片，多脱落为单朵。单朵呈棒槌状，多弯曲，长1~1.7 cm，直径约1.5 mm；花被筒表面淡紫色或灰绿色，密被短柔毛，先端4裂，裂片淡紫色或黄棕色。质软。气微，味甘、微辛。

◆ **饮片性状**　同药材。

◆ **粉末特征**　本品粉末灰褐色。花粉粒黄色，类球形，直径23~45 μm，表面有较明显的网状雕纹，萌发孔多数，散在。花被下表面有非腺毛，单细胞，多弯曲，长88~780 μm，直径15~23 μm，壁较厚，微具疣状突起。

◆ **性味归经**　苦、辛，温；有毒。归肺、脾、肾经。

◆ **功能主治**　泻水逐饮；外用杀虫疗疮。用于水肿胀满，胸腹积水，痰饮积聚，气逆咳喘，二便不利；外治疥癣秃疮，痈肿，冻疮。

◆ **用法用量**　1.5~3 g。醋芫花研末吞服，一次0.6~0.9 g，一日1次。外用适量。

◆ **使用注意**　孕妇禁服；不宜与甘草同用。

◆ **贮藏**　置通风干燥处，防霉，防蛀。

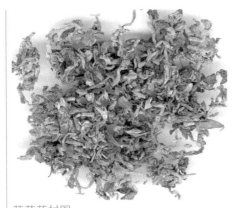

芫花药材图

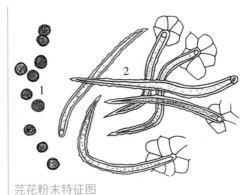

芫花粉末特征图
1. 花粉粒　2. 非腺毛

花　椒

Huajiao

◆ **来源**　本品为芸香科植物青椒（*Zanthoxylum schinifolium* Sieb. et Zucc.）或花椒（*Z. bungeanum* Maxim.）的干燥成熟果皮。

◆ **生长环境与分布**　青椒　生于山坡及林缘灌木丛中，主产于辽宁、江苏、四川等地。

花椒　野生于路旁、山坡的灌木丛中，也有栽培的。主产于四川、重庆、陕西、山西、山东、河北等地，以四川汉源、陕西凤县韩城产者品质最佳。

◆ **采收加工**　秋季采收成熟果实，晒干，除去种子和杂质。

◆ **药材性状**　青椒　多为2~3个上部离生的小蓇葖果，集生于小果梗上，蓇葖果球形，沿腹缝线开裂，直径3~4 mm。外表面灰绿色或暗绿色，散有多数油点和细密的网状隆起皱纹；内表面类白色，光滑。内果皮常由基部与外果皮分离。残存种子呈卵形，长3~4 mm，直径2~3 mm，表面黑色，有光泽。气香，味微甜而辛。

花椒　蓇葖果多单生，直径4~5 mm。外表面紫红色或棕红色，散有多数疣状

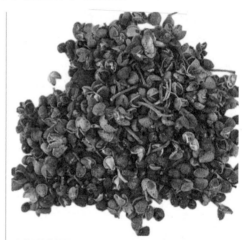

青椒药材图

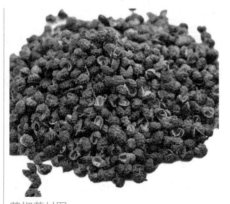

花椒药材图

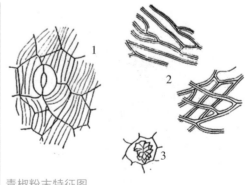

青椒粉末特征图
1.外果皮细胞　2.内果皮细胞　3.草酸钙簇晶

突起的油点，直径0.5~1 mm，对光观察半透明；内表面淡黄色。香气浓，味麻辣而持久。

◆ **饮片性状**　同药材。

◆ **粉末特征**　青椒　粉末暗棕色。外果皮表皮细胞表面观类多角形，垂周壁平直，外平周壁具细密的角质纹理，细胞内含橙皮苷结晶。内果皮细胞多呈长条形或类长方形，壁增厚，孔沟明显，镶嵌排列或上下交错排列。草酸钙簇晶偶见，直径15~28 μm。

花椒　粉末黄棕色。外果皮表皮细胞垂周壁连珠状增厚。草酸钙簇晶较多见，直径10~40 μm。

◆ **性味归经**　辛，温；有小毒。归脾、胃、肾经。

◆ **功能主治**　温中止痛，杀虫止痒。用于脘腹冷痛，呕吐泄泻，虫积腹痛；外治湿疹，阴痒。

◆ **用法用量**　3~6 g。外用适量，煎汤熏洗。

◆ **使用注意**　不可过量服用。

◆ **贮藏**　置通风干燥处。

苍耳子

Cang'erzi

◆ **来源**　本品为菊科植物苍耳（*Xanthium sibiricum* Patr.）的干燥成熟带总苞的果实。

◆ **生长环境与分布**　常生于荒野、路边和草地等处。广泛分布于全国各地。

◆ **采收加工**　秋季果实成熟时采收，干燥，除去梗、叶等杂质。

◆ **药材性状**　本品呈纺锤形或卵圆形，长1~1.5 cm，直径0.4~0.7 cm。表面黄棕色或黄绿色，全体有钩刺，顶端有2枚较粗的刺，分离或相连，基部有果梗

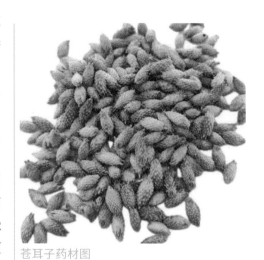

苍耳子药材图

痕。质硬而韧，横切面中央有纵隔膜，2室，各有1枚瘦果。瘦果略呈纺锤形，一面较平坦，顶端具1突起的花柱基，果皮薄，灰黑色，具纵纹。种皮膜质，浅灰色，子叶2，有油性。气微，味微苦。

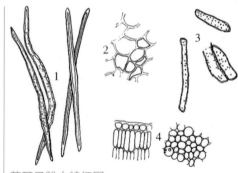

苍耳子粉末特征图
1.纤维　2.种皮薄壁细胞　3.木薄壁细胞
4.子叶细胞

◆ **饮片性状**　同药材。

◆ **粉末特征**　本品粉末淡黄棕色至淡黄绿色。总苞纤维成束，常呈纵横交叉排列。果皮表皮细胞棕色，类长方形，常与下层纤维相连。果皮纤维成束或单个散在，细长梭形，纹孔和孔沟明显或不明显。种皮细胞淡黄色，外层细胞类多角形，壁稍厚；内层细胞具乳头状突起。木薄壁细胞类长方形，具纹孔。子叶细胞含糊粉粒和油滴。

◆ **性味归经**　辛，苦，温；有小毒。归肺经。

◆ **功能主治**　散风寒，通鼻窍，祛风湿。用于风寒头痛，鼻塞流涕，鼻衄，鼻渊，风疹瘙痒，湿痹拘挛。

◆ **用法用量**　3~10 g。

◆ **使用注意**　不宜过量服用。

◆ **贮藏**　置干燥处。

附　子

Fuzi

◆ **来源**　本品为毛茛科植物乌头（*Aconitum carmichaelii* Debx.）的子根的加工品。

◆ **生长环境与分布**　生长于山地草坡或灌丛中。分布于云南、四川、湖北、贵州、湖南、广西、广东、江西、浙江、江苏、安徽、陕西、河南、山东、辽宁等地。

◆ **采收加工**　6月下旬至8月上旬采挖，除去母根、须根及泥沙，习称"泥附子"，加工成下列规格。

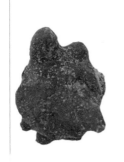 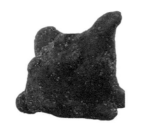 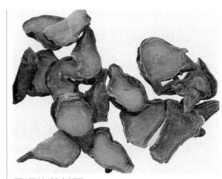

盐附子药材图　　　　　　　　　　　　　　　黑顺片药材图

选择个大、均匀的泥附子，洗净，浸入含胆巴的水溶液中过夜，再加食盐，继续浸泡，每日取出晒晾，并逐渐延长晒晾时间，直至附子表面出现大量结晶盐粒（盐霜）、体质变硬为止，习称"盐附子"。

取泥附子，按大小分别洗净，浸入含胆巴的水溶液中数日，连同浸液煮至透心，捞出，水漂，纵切成厚约0.5 cm的片，再用水浸漂，用调色液使附片染成浓茶色，取出，蒸至出现油面、光泽后，烘至半干，再晒干或继续烘干，习称"黑顺片"。

选择大小均匀的泥附子，洗净，浸入含胆巴的水溶液中数日，连同浸液煮至透心，捞出，剥去外皮，纵切成厚约0.3 cm的片，用水浸漂，取出，蒸透，晒干，习称"白附片"。

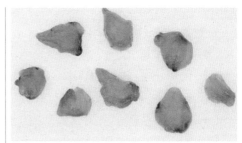

白附片药材图

◆ **药材性状**　盐附子　呈圆锥形，长4~7 cm，直径3~5 cm。表面灰黑色，被盐霜，顶端有凹陷的芽痕，周围有瘤状突起的支根或支根痕。体重，横切面呈灰褐色，可见充满盐霜的小空隙和多角形形成的层环纹，环纹内侧导管束排列不整齐。气微，味咸而麻，刺舌。

黑顺片　为纵切片，上宽下窄，长1.7~5 cm，宽0.9~3 cm，厚0.2~0.5 cm，外皮黑褐色，切面暗黄色，油润具光泽，半透明状，并有纵向导管束。质硬而脆，断面角质样。气微，味淡。

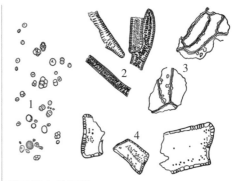

附子粉末特征图
1.淀粉粒　2.导管　3.后生皮层细胞　4.石细胞

白附片　无外皮，黄白色，半透明，厚约0.3 cm。

◆ **饮片性状**　附片　同药材。

淡附片　本品呈纵切片，上宽下窄，长1.7~5 cm，宽0.9~3 cm，厚0.2~0.5 cm。外皮褐色。切面褐色，半透明，有纵向导管束。质硬，断面角质样。气微，味淡，口尝无麻舌感。

炮附片　本品形如黑顺片或白附片，表面鼓起黄棕色，质松脆。气微，味淡。

◆ **粉末特征**　本品粉末黄白色，气微，味微辛。淀粉粒极多，单粒类圆形、圆多角形或长圆形，直径2~20 μm，脐点呈点状、"十"字状、星状或"人"字状，大粒层纹隐约可见；复粒多由2~7个分粒组成。导管多为具缘纹孔导管和网纹导管，直径20~48 μm。后生皮层细胞少见，深棕色，表面观呈多角形，垂周壁不均匀增厚，有的呈瘤状突入细胞腔，胞腔内含棕色物。石细胞少见，单个散在，呈长方形或类方形，直径50~125 μm，长105~255 μm，壁厚7~18 μm，纹孔呈圆形或"人"字形，聚集成群或偏布于边沿，孔沟明显。

◆ **性味归经**　辛、甘，大热；有毒。归心、肾、脾经。

◆ **功能主治**　回阳救逆，补火助阳，散寒止痛。用于亡阳虚脱，肢冷脉微，心阳不足，胸痹心痛，虚寒吐泻，脘腹冷痛，肾阳虚衰，阳虚宫冷，阴寒水肿，阳虚外感，寒湿痹痛。

◆ **用法用量**　3~15 g，先煎，久煎。

◆ **使用注意**　孕妇慎用；不宜与半夏、瓜蒌、瓜蒌子、瓜蒌皮、天花粉、川贝母、浙贝母、平贝母、伊贝母、湖北贝母、白蔹、白及同用。

◆ **贮藏**　盐附子密闭，置阴凉干燥处；黑顺片及白附片置干燥处，防虫。

青木香

Qingmuxiang

◆ **来源**　本品为马兜铃科植物马兜铃（*Aristolochia debilis* Sieb. et Zucc.）的干燥根。

◆ **生长环境与分布**　生于海拔200~1 500 m的山谷、沟边、路旁阴湿处及山坡灌丛中。分布于长江流域以南，以及山东、河南等地。日本亦产。

◆ **采收加工**　春、秋二季采挖，除去须根及泥沙，晒干。

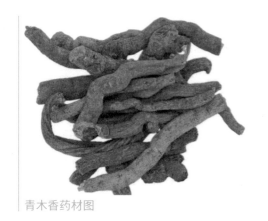

青木香药材图

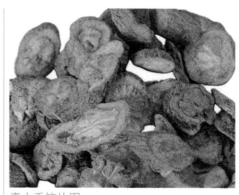

青木香饮片图

◆ **药材性状** 本品呈圆柱形或扁圆柱形，略弯曲，长5~15 cm，直径0.5~1.5 cm；表面呈黄褐色，有皱纹及细根痕。质脆，易折断，折断时有粉尘飞出，断面不平坦，形成层环状明显可见，木部射线乳白色，扇形或倒三角形，将木质部分隔成数条，木质部浅黄色，有小孔。气香，味先苦而后麻辣。

◆ **饮片性状** 本品为圆形或扁圆形厚片，表面黄白色，有类白色和黄棕色

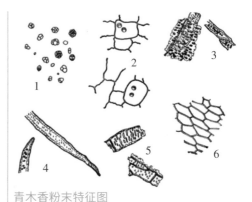

青木香粉末特征图
1.淀粉粒 2.油细胞 3.导管及管胞 4.木纤维 5.木薄壁细胞 6.木栓细胞

相间排列的放射状纹理，皮部与木质部间有一明显的黄棕色环纹（形成层），俗称"菊花心"。周边黄色或黄棕色，断面类白色，富粉性。香气特异，味苦。

◆ **粉末特征** 本品粉末黄棕色，香气特异，味苦。淀粉粒极多，单粒类圆形或椭圆形，直径3.5~17 μm，脐点点状，大粒层纹可见；复粒较多，由2~21个分粒组成。油细胞较多，存在于薄壁组织间或单个散在，呈类圆形、长圆形或圆多角形，直径31~83 μm，长约116 μm，壁厚约3 μm，内含黄色或无色油滴，油细胞周围的薄壁细胞的壁呈微波状弯曲。导管甚大，多与木薄壁细胞或木纤维连接，易破碎，淡棕色或黄棕色，主为具缘纹孔导管，完整者直径125 μm，较小的直径仅14 μm；导管分子长短不一，具缘纹孔大小、疏密不一，互列或对列；另可见具缘纹孔管胞，梭形，直径14~27 μm。木纤维成束或单个散在，无色或淡棕色，呈长梭形，稍弯曲，末端长尖或较钝，直径20~42 μm，壁厚4~7 μm，有单斜纹孔或具缘纹孔，孔沟明显。木薄壁细胞呈长方形或长梭形，末端平截、倾斜或渐尖，

壁厚薄不均，有的呈连珠状，单纹孔较大，类圆形或不规则长圆形。木栓细胞黄棕色，断面观呈类长方形，数列至十数列，壁薄，微木化；表面观呈长多角形。

◆ **性味归经** 辛、苦，寒。归肝、胃经。

◆ **功能主治** 行气止痛，解毒消肿，止咳平喘。用于胸胁、脘腹疼痛、泻痢腹痛，疔疮肿毒，皮肤湿疮，毒蛇咬伤。

◆ **用法用量** 煎服，3~9 g。散剂每次 1.5~2 g，温开水送服。外用适量，捣烂或研末敷患处。

◆ **使用注意** 不可多服，过量可引起恶心、呕吐等胃肠道反应。

◆ **贮藏** 装于有盖容器中，存放于阴凉干燥处，防霉，防蛀。

京大戟

Jingdaji

◆ **来源** 本品为大戟科植物大戟（*Euphorbia pekinensis* Rupr.）的干燥根。

◆ **生长环境与分布** 生于山坡、路旁、荒地、草丛、林缘和疏林内。广布于全国（除台湾、云南、西藏和新疆外）。

◆ **采收加工** 秋、冬二季采挖，洗净，晒干。

◆ **药材性状** 本品呈不整齐的长圆锥形，略弯曲，常有分枝，长 10~20 cm，直径 1.5~4 cm。表面灰棕色或棕褐色，粗糙，有纵皱纹、横向皮孔样突起及支根痕。顶端略膨大，有多数茎基及芽痕。质坚硬，不易折断，断面类白色或淡黄色，纤维性。气微，味微苦涩。

◆ **饮片性状** 本品为不规则长圆形或圆形厚片。外表皮呈灰棕色或棕褐色，

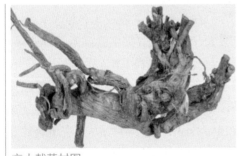

京大戟药材图

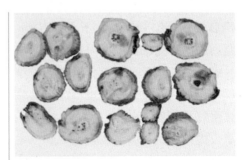

京大戟饮片图

粗糙，有皱纹。切面类白色或棕黄色，纤维性。质坚硬。气微，味微苦涩。

◆ **粉末特征**　本品粉末淡黄色。淀粉粒单粒类圆形或卵圆形，直径 3~15 μm，脐点呈点状或裂缝状；复粒由 2~3 个分粒组成。草酸钙簇晶直径 19~40 μm。具缘纹孔导管和网纹导管较多见，直径 26~50 μm。纤维单个或成束，壁较厚，非木化。无节乳管多碎断，内含黄色微细颗粒状乳汁。

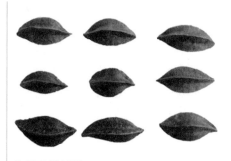

京大戟粉末特征图
1.淀粉粒　2.草酸钙簇晶　3.具缘纹孔导管
4.纤维　5.无节乳管

◆ **性味归经**　苦，寒；有毒。归肺、脾、肾经。

◆ **功能主治**　泻水逐饮，消肿散结。用于水肿胀满，胸腹积水，痰饮积聚，气逆咳喘，二便不利，痈肿疮毒，瘰疬痰核。

◆ **用法用量**　1.5~3 g。入丸、散服，每次 1 g；内服醋制用。外用适量，生用。

◆ **使用注意**　孕妇禁用；不宜与甘草同用。

◆ **贮藏**　置干燥处，防蛀。

使君子

Shijunzi

◆ **来源**　本品为使君子科植物使君子（*Quisqualis indica* L.）的干燥成熟果实。

◆ **生长环境与分布**　主产于福建、台湾（栽培）、江西南部、湖南、广东、广西、四川、云南、贵州等地。

◆ **采收加工**　秋季果皮变紫黑色时采收，除去杂质，干燥。

◆ **药材性状**　本品呈椭圆形或卵圆形，具 5 条纵棱，偶有 4~9 棱，长 2.5~4 cm，直径约 2 cm。表面黑褐色至紫黑色，平滑，微

使君子药材图

具光泽。顶端狭尖，基部钝圆，有明显圆形的果梗痕。质坚硬，横切面多呈五角星形，棱角处壳较厚，中间呈类圆形空腔。种子呈长椭圆形或纺锤形，长约2 cm，直径约1 cm；表面棕褐色或黑褐色，有多数纵皱纹；种皮薄，易剥离；子叶2，黄白色，有油性，断面有裂隙。气微香，味微甜。

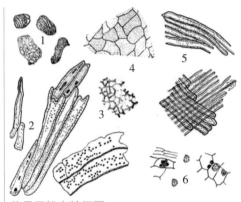

使君子粉末特征图
1.种皮网纹细胞　2.木化细胞　3.果皮表皮细胞　4.种皮表皮细胞　5.纤维　6.草酸钙簇晶

◆ **饮片性状**　同药材。

◆ **粉末特征**　本品粉末呈棕色。种皮网纹细胞较多，呈椭圆形或不规则形，壁稍厚，具密集网状纹孔。果皮木化细胞众多，纺锤状、类椭圆形或不规则形，多破碎，壁稍厚，具密集纹孔。果皮表皮细胞呈黄棕色，表面观呈多角形。种皮表皮细胞呈黄色至黄棕色，表面观呈类长方形或多角形，有的内含黄棕色物。纤维直径7~34 μm，多成束。草酸钙簇晶，直径5~49 μm，散在或存在于子叶细胞中。

◆ **性味归经**　甘，温。归脾、胃经。

◆ **功能主治**　杀虫消积。用于蛔虫病，蛲虫病，虫积腹痛，小儿疳积。

◆ **用法用量**　使君子9~12 g，捣碎入煎剂；使君子仁6~9 g，多入丸、散或单用，作1~2次分服。小儿每岁1~1.5粒，炒香嚼服，1日总量不超过20粒。

◆ **使用注意**　服药时忌饮浓茶。

◆ **贮藏**　置通风干燥处，防霉，防蛀。

昆明山海棠

Kunming Shanhaitang

◆ **来源**　本品为卫矛科植物昆明山海棠［*Tripterygium hypoglaucum*（Levl.）Hutch］的根。

◆ **生长环境与分布**　生长于山地林中。产于安徽、浙江、湖南、广西、云南、四川等地。

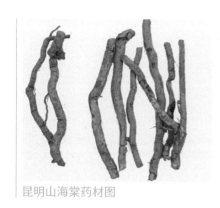

昆明山海棠药材图

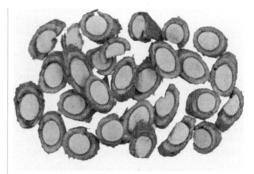

昆明山海棠饮片图

◆ **采收加工**　9~11月采挖，切片晒干。

◆ **药材性状**　根为圆柱形，有分枝，略弯曲，粗细不等。栓皮呈黄色至棕褐色，有细纵纹及横裂隙，易剥落。质坚韧不易折断。断面皮部棕灰色或淡棕黄色，木部淡棕色或淡黄白色。气微，味涩、苦。

◆ **饮片性状**　本品为类圆形厚片，根皮表面橙黄色至棕褐色，易剥落，质硬，切面木部淡棕色或黄白色可见放射状纹理和环纹。气微，味涩，极苦。

◆ **粉末特征**　本品浅黄棕色。淀粉粒较多单粒，为类球形、椭圆形、多角形，脐点呈点状、"人"字形，直径5~20 μm，复粒由2~3个分粒复合而成。木纤维淡黄色，呈长梭形，多已碎断，直径15~30 μm。草酸钙棱晶及方晶直径10~50 μm。石细胞淡黄色，呈类圆形、类方形、椭圆形，具纹孔及层纹，直径20~120 μm。导管主为具缘纹孔，壁木化，直径30~180 μm。除此，尚可见不规则形橘红色块状物质。

◆ **性味归经**　苦、辛，温；大毒。归肝、脾、肾经。

◆ **功能主治**　祛风除湿，活血舒筋。主治风湿痹痛，半身不遂，疝气痛，跌打骨折，慢性肾炎等。

◆ **用法用量**　内服：煎汤，6~15 g，先煎；或浸酒。外用：研末敷；或煎水涂；或鲜品捣敷。

◆ **使用注意**　本品有大毒，应在医师的指导下服用，肾功能不全者慎用。孕妇及体弱者忌服。

◆ **贮藏**　置通风干燥处。

细　辛

Xixin

◆ **来源**　本品为马兜铃科植物北细辛〔*Asarum heterotropoides* Fr. Schmidt var. mandshuricum （Maxim.）　Kitag〕，华细辛（*A. sieboldii* Miq.）或汉城细辛（*A. sieboldii* Miq. var. seoulense Nakai）的干燥根和根茎。

◆ **生长环境与分布**　北细辛　生于山坡林下、山沟土质肥沃而阴湿地上。产于黑龙江、吉林、辽宁等地。

汉城细辛　生于林下及山沟湿地。产于辽宁东南部。

华细辛　生于海拔1 200~2 100 m的林下阴湿腐殖土中。产于山东、安徽、浙江、江西、河南、湖北、陕西、四川。

◆ **采收加工**　夏季果熟期或初秋采挖，除净地上部分和泥沙，阴干。

◆ **药材性状**　北细辛　常卷曲成团。根茎横生呈不规则圆柱状，具短分枝，长1~10 cm，直径0.2~0.4 cm；表面灰棕色，粗糙，有环形的节，节间长0.2~0.3 cm，分枝顶端有碗状的茎痕。根细长，密生节上，长10~20 cm，直径0.1 cm；表面灰黄色，平滑或具纵皱纹；有须根和须根痕；质脆，易折断，断面平坦，黄白色或白色。气辛香，味辛辣、麻舌。

汉城细辛　根茎直径0.1~0.5 cm，节间长0.1~1 cm。

华细辛　根茎长5~20 cm，直径0.1~0.2 cm，节间长0.2~1 cm。气味较弱。

◆ **饮片性状**　本品呈不规则的段。根茎呈不规则圆形，外表皮灰棕色，有时可见环形的节。根细，表面灰黄色，平滑或具纵皱纹。切面黄白色或白色。气辛香，味辛辣、麻舌。

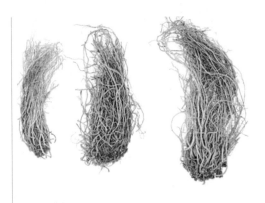

细辛药材图

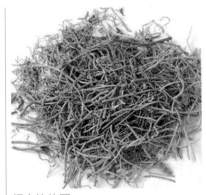

细辛饮片图

◆ **粉末特征**　本品粉末淡黄灰色。根下皮表面观细胞呈类方形、类长方形或类多角形，壁薄，细波状弯曲。油细胞类圆形，腔内常有黄色油状物。根茎表皮表面观细胞呈类长方形或长多角形，垂周壁连珠状增厚。石细胞呈类方形。导管主要为网纹、梯纹。淀粉粒众多。

北细辛粉末特征图
1. 根下皮　2. 根茎表皮　3. 皮层薄壁细胞与分泌细胞　4. 草酸钙砂晶　5. 导管　6. 淀粉粒　7. 石细胞

◆ **性味归经**　辛，温；有小毒。归心、肺、肾经。

◆ **功能主治**　解表散寒，祛风止痛，通窍，温肺化饮。用于风寒感冒，头痛，牙痛，鼻塞流涕，鼻鼽，鼻渊，风湿痹痛，痰饮喘咳。

◆ **用法用量**　1~3 g。散剂每次服 0.5~1 g。外用适量。

◆ **使用注意**　不宜与藜芦同用。

◆ **贮藏**　置阴凉干燥处。

罗布麻叶

Luobumaye

◆ **来源**　本品为夹竹桃科植物罗布麻（*Apocynum venetum* L.）的干燥叶。

◆ **生长环境与分布**　主要野生在盐碱荒地和沙漠边缘及河流两岸、冲积平原、河泊周围及戈壁荒滩上。分布于新疆、青海、甘肃、陕西、山西、河南、河北、江苏、山东、辽宁及内蒙古等地。

◆ **采收加工**　夏季采收，除去杂质，干燥。

◆ **药材性状**　本品多皱缩卷曲，有的破碎，完整叶片展平后呈椭圆状披针形或卵圆状披针形，长 2~5 cm，

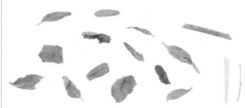

罗布麻叶药材图

宽0.5~2 cm。淡绿色或灰绿色，先端钝，有小芒尖，基部钝圆或楔形，边缘具细齿，常反卷，两面无毛，叶脉于下表面突起；叶柄细，长约4 mm。质脆。气微，味淡。

◆ **饮片性状**　同药材。

◆ **粉末特征**　本品表面观：上、下表皮细胞多角形，垂周壁平直，表面有颗粒状角质纹理；气孔平轴式。

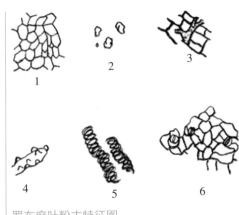

罗布麻叶粉末特征图
1.上表皮细胞　2.棕色块　3.乳汁管　4.腺毛　5.导管　6.下表皮细胞

◆ **性味归经**　甘、苦，凉。归肝经。

◆ **功能主治**　平肝安神，清热利水。用于肝阳眩晕，心悸失眠，浮肿尿少。

◆ **用法用量**　6~12 g。

◆ **使用注意**　1~2周内用过洋地黄者不宜应用，心动过缓或传导阻滞时慎用。

◆ **贮藏**　置阴凉干燥处。

肿节风

Zhongjiefeng

◆ **来源**　本品为金粟兰科植物草珊瑚 [*Sarcandra glabra* （Thunb.） Nakai] 的干燥全草。

◆ **生长环境与分布**　生于山坡、沟谷林下阴湿处，海拔420~1 500 m。产于

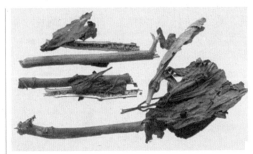

肿节风药材图

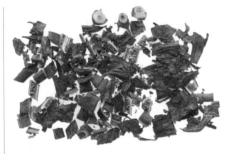

肿节风饮片图

安徽、浙江、江西、福建、台湾、广东、广西、湖南、四川、贵州和云南。

◆ **采收加工**　夏、秋二季采收，除去杂质，晒干。

◆ **药材性状**　本品长 50~120 cm。根茎较粗大，密生细根。茎圆柱形，多分枝，直径0.3~1.3 cm；表面暗绿色至暗褐色，有明显细纵纹，散有纵向皮孔，节膨大；质脆，易折断，断面有髓或中空。叶对生，叶片卵状披针形至卵状椭

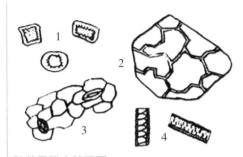

肿节风粉末特征图
1.石细胞　2.叶上表皮细胞　3.叶下表皮细胞　4.导管

圆形，长 5~15 cm，宽 3~6 cm；表面呈绿色、绿褐色至棕褐色或棕红色，光滑；边缘有粗锯齿，齿尖腺体呈黑褐色；叶柄长约 1 cm；近革质。穗状花序顶生，常分枝。气微香，味微辛。

◆ **饮片性状**　本品呈不规则的段。根茎密生细根。茎圆柱形，表面暗绿色至暗褐色，有明显细纵纹，散有纵向皮孔，节膨大。切面有髓或中空。叶多破碎，表面绿色、绿褐色至棕褐色或棕红色，光滑；边缘有粗锯齿，齿尖腺体黑褐色，近革质。气微香，味微辛。

◆ **粉末特征**　粉末黄绿色至绿棕色。木薄壁细胞类方形或长方形，内含棕黄色色素。石细胞类方形、类圆形或不规则多角形，单个或成群，直径40~60 μm，胞腔较大，内含分泌物，孔沟明显。纤维狭长梭形或长条形，直径6~30 μm，壁厚，木化。叶上表皮细胞呈方形或长方形，垂周壁呈微波状弯曲或稍平直，外被厚角质层。叶下表皮细胞类呈多角形，垂周壁微波状弯曲或稍平直，气孔稍下陷，不定式，副卫细胞3~5个。网纹导管、螺纹导管及环纹导管易见，非木化。

◆ **性味归经**　苦、辛，平。归心、肝经。

◆ **功能主治**　清热凉血，活血消斑，祛风通络。用于血热发斑发疹，风湿痹痛，跌打损伤。

◆ **用法用量**　9~30 g。

◆ **使用注意**　阴虚火旺者或孕妇禁服，宜先煎或久煎。

◆ **贮藏**　置通风干燥处。

苦杏仁

Kuxingren

◆ **来源**　本品为蔷薇科植物山杏（*Prunus armeniaca* L. var. *ansu* Maxim.），西伯利亚杏（*P. sibirica* L.），东北杏［*P. mandshurica*（Maxim.）Koehne］或杏（*P. armeniaca* L.）的干燥成熟种子。

◆ **生长环境与分布**　山杏　主要产于我国北部地区，栽培或野生，尤其在河北、山西等地普遍野生，山东、江苏等地也产。

西伯利亚杏　生于干燥向阳山坡上、丘陵草原或与落叶乔灌木混生，海拔700~2 000 m。产于黑龙江、吉林、辽宁、内蒙古、甘肃、河北、山西等地。

东北杏　生于开阔的向阳山坡灌木林或杂木林下，海拔400~1 000 m。产于吉林、辽宁。

杏　产于全国各地，多数为栽培，尤以华北、西北和华东地区种植较多，少数地区逸为野生，在新疆伊犁一带野生成纯林或与新疆野苹果林混生，海拔可达3 000 m。

◆ **采收加工**　夏季采收成熟果实，除去果肉及核壳，取出种子，晒干。

◆ **药材性状**　本品呈扁心形，长1~1.9 cm，宽 0.8~1.5 cm，厚 0.5~0.8 cm。表面黄棕色至深棕色，一端尖，另一端钝圆，肥厚，左右不对称，尖端一侧有短线形种脐，圆端合点处向上具多数深棕色的脉纹。种皮薄，子叶2，乳白色，富油性。气微，味苦。

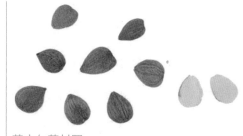

苦杏仁药材图

◆ **饮片性状**　同药材。

◆ **粉末特征**　本品种皮石细胞单个散在或数个相连，呈黄棕色至棕色，表面观类多角形、类长圆形或贝壳形，直径25~150 μm。种皮外表皮细胞呈浅橙黄色至棕黄色，常与种皮石细胞相连，类圆形或多边形，壁常皱缩。

◆ **性味归经**　苦，微温；有小毒。归肺、大肠经。

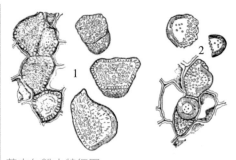

苦杏仁粉末特征图
1.种皮石细胞　2.种皮外表皮细胞

◆ **功能主治**　降气止咳平喘，润肠通便。用于咳嗽，气喘，胸满痰多，肠燥便秘。

◆ **用法用量**　5~10 g，生品入煎剂后下。

◆ **使用注意**　内服不宜过量，以免中毒。

◆ **贮藏**　置阴凉干燥处，防蛀。

苦楝皮

Kulianpi

◆ **来源**　本品为楝科植物楝（*Melia azedarach* L.）或川楝（*M. toosendan* Sieb. et Zucc.）的干燥树皮和根皮。

◆ **生长环境与分布**　楝　生于荒野或路旁，常栽培于房前屋后。我国北至河北，南至广西、云南，西至四川等地均有分布。

　　川楝　分布于我国四川、甘肃、云南、贵州和湖北等地。

◆ **采收加工**　春、秋二季剥取，晒干，或除去粗皮，晒干。

◆ **药材性状**　本品呈不规则板片状、槽状或半卷筒状，长宽不一，厚2~6 mm。外表面呈灰棕色或灰褐色，粗糙，有交织的纵皱纹和点状灰棕色皮孔，除去粗皮者淡黄色；内表面类白色或淡黄色。质韧，不易折断，断面纤维性，呈层片状，易剥离。气微，味苦。

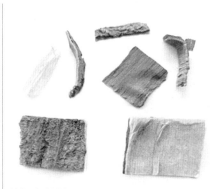

苦楝皮药材图

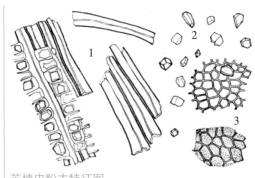

苦楝皮粉末特征图
1.纤维及晶纤维　2.草酸钙方晶　3.木栓细胞

◆ **饮片性状**　本品呈不规则的丝状。外表面呈灰棕色或灰褐色，除去粗皮者呈淡黄色。内表面呈类白色或淡黄色。切面纤维性，略呈层片状，易剥离。气微，味苦。

◆ **粉末特征**　本品粉末呈红棕色。纤维多成束，周围薄壁细胞含草酸钙方晶，形成晶鞘纤维。草酸钙方晶较多，呈正方形、多面形或类双锥形，直径 14~25 μm。木栓细胞多角形，内含红棕色物。

◆ **性味归经**　苦、寒；有毒。归脾、胃、肝经。

◆ **功能主治**　杀虫，疗癣。用于治疗蛔虫病，蛲虫病，虫积腹痛；外治疥癣瘙痒。

◆ **用法用量**　3~6 g。外用适量，研末，用猪油调敷患处。

◆ **使用注意**　孕妇及肝肾功能不全者慎用。

◆ **贮藏**　置通风干燥处，防潮。

虎耳草

Hu'ercao

◆ **来源**　本品为虎耳草科植物虎耳草（*Saxifraga stolonifera* Curt.）的全草。

◆ **生长环境与分布**　生于海拔 400~4 500 m 的林下、灌丛、草甸和阴湿岩隙。主产于华东、华南至西南各省区，陕西及河南有分布。朝鲜、日本及菲律宾也有。

◆ **采收加工**　全年采收全株，但以花后采者为好。除去杂质，晒干或鲜用。

◆ **药材性状**　全草多卷缩成团，被毛。根茎短，丛生灰褐色细短须根。匍匐枝线状。基生叶数片，皱缩；完整叶片展平后呈圆形至肾形，长 2~7 cm，宽 3~9 cm；基部心形或平截，边缘有浅裂片和不规则锯齿；上表面绿色，有白斑，下表面紫褐色，密被小球形腺点，均被白毛；叶柄长 3~20 cm，密被长柔毛。圆锥状聚伞花序；花白色或浅褐色，具柄；花瓣 5 瓣，上面 3 瓣较小，卵形，有黄色斑点，下面 2 瓣较大，形似虎耳。蒴果呈

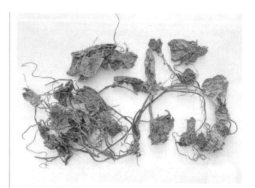

虎耳草药材图

卵圆形。气微，味微苦。

◆ **饮片性状** 同药材。

◆ **粉末特征** 本品粉末为棕黄色。叶上表皮细胞多角形，垂周壁较平直，有的壁孔明显，或具角质纹理；下表皮细胞垂周壁波状弯曲，气孔不定式，多聚集存在，副卫细胞4~8个。非腺毛为多列多细胞，长550~600 μm，多破碎，长圆锥形。腺毛头部1~8个细胞，含棕色分泌物。草酸钙簇晶较多，有时在薄壁细胞成行排列，棱角尖锐；导管多为环纹、螺纹和梯纹，少见网纹。木栓细胞呈长方形或多角形，棕色，壁增厚。

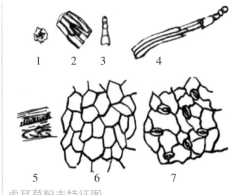

虎耳草粉末特征图
1.草酸钙簇晶 2.木栓细胞 3.腺毛 4.非腺毛 5.导管 6.上表皮细胞 7.下表皮细胞

◆ **性味归经** 苦、辛，寒；有小毒。归肺、脾、大肠经。

◆ **功能主治** 疏风凉血，清热解毒。用于风热咳嗽，肺痈，吐血，风火牙痛，风疹瘙痒，痈肿丹毒，痔疮肿痛，烫伤，外伤出血。

◆ **用法用量** 10~15 g，鲜品加倍。外用捣汁滴，或煎水熏洗。

◆ **使用注意** 孕妇慎用。

◆ **贮藏** 置阴凉干燥处，防霉，防蛀。

虎 杖

Huzhang

◆ **来源** 本品为蓼科植物虎杖（*Polygonum cuspidatum* Sieb. et Zucc.）的干燥根茎和根。

◆ **生长环境与分布** 产于陕西南部、甘肃南部、华东、华中、华南、四川、云南及贵州；生于海拔140~2 000 m的山坡灌丛、山谷、路旁、田边湿地。

◆ **采收加工** 春、秋二季采挖，除去须根，洗净，趁鲜切短段或厚片，晒干。

◆ **药材性状** 本品多为圆柱形短段或不规则厚片，长1~7 cm，直径0.5~2.5 cm。外皮棕褐色，有纵皱纹和须根痕，切面皮部较薄，木部宽广，棕黄色，

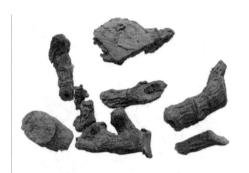

虎杖药材图

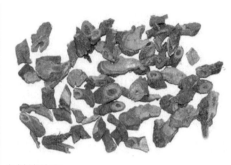

虎杖饮片图

射线放射状，皮部与木部较易分离。根茎髓中有隔或呈空洞状。质坚硬。气微，味微苦、涩。

◆ **饮片性状**　本品为不规则厚片。外表皮棕褐色，有时可见纵皱纹及须根痕；切面皮部较薄，木部宽广，棕黄色，射线呈放射状，皮部与木部较易分离；根茎髓中有隔或呈空洞状。质坚硬。气微，味微苦、涩。

◆ **粉末特征**　本品粉末橙黄色。草酸钙簇晶极多，较大，直径30~100 μm。

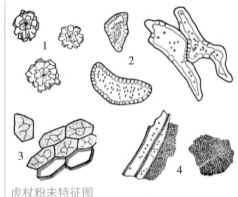

虎杖粉末特征图
1.草酸钙簇晶　2.石细胞　3.木栓细胞　4.具缘纹孔导管

石细胞淡黄色，类方形或类圆形，有的呈分枝状，分枝状石细胞常2~3个相连，直径24~74 μm，有纹孔，胞腔内充满淀粉粒。木栓细胞多角形或不规则形，胞腔充满红棕色物。具缘纹孔导管直径56~150 μm。

◆ **性味归经**　微苦，微寒。归肝、胆、肺经。

◆ **功能主治**　利湿退黄，清热解毒，散瘀止痛，止咳化痰。用于湿热黄疸，淋浊，带下，风湿痹痛，痈肿疮毒，水火烫伤，经闭，癥瘕，跌打损伤，肺热咳嗽。

◆ **用法用量**　9~15 g。外用适量，制成煎液或油膏涂敷。

◆ **使用注意**　孕妇慎用。

◆ **贮藏**　置干燥处，防霉，防蛀。

郁李仁

Yuliren

◆ **来源**　本品为蔷薇科植物欧李（*Prunus humilis* Bge.），郁李（*P. japonica* Thunb.）或长柄扁桃（*P. pedunculata* Maxim.）的干燥成熟种子。前两种习称"小李仁"，后一种习称"大李仁"。

◆ **生长环境与分布**　欧李　生于阳坡砂地、山地灌丛中，或庭园栽培，海拔100~1 800 m。分布于黑龙江、吉林、辽宁、内蒙古、河北、山东、河南等地。

郁李　生于山坡林下、灌丛中或栽培，海拔100~200 m。分布于黑龙江、吉林、辽宁、河北、山东、浙江等地。

长柄扁桃　生于丘陵地区向阳石砾质坡地、坡麓、干旱草原或荒漠草原。分布于内蒙古和宁夏。

◆ **采收加工**　夏、秋二季采收成熟果实，除去果肉及核壳，取出种子，干燥。

◆ **药材性状**　小李仁　呈卵形，长5~8 mm，直径3~5 mm。表面黄白色或浅棕色，一端尖，另一端钝圆。尖端一侧有线形种脐，圆端中央有深色合点，自合点处向上具多条纵向维管束脉纹。种皮薄，子叶2，乳白色，富油性。气微，味微苦。

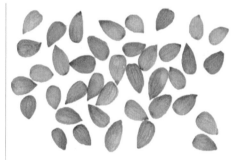

郁李仁药材图

大李仁　长6~10 mm，直径5~7 mm。表面黄棕色。

◆ **饮片性状**　同药材。

◆ **粉末特征**　本品粉末棕色，油性，气微，味微苦。分布于种皮外表皮的石细胞，单个散在或数个相连，有的排列紧密，宛如乳头状突起，呈短茸毛状，淡黄色、深黄色或黄棕色，有时无色。断面观呈类圆形、椭圆形、类长方形、贝壳形、弓形或梭形，一般径向（9~）36~99 μm，有的呈非腺毛状，长至225 μm，

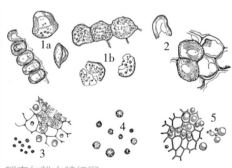

郁李仁粉末特征图

1.种皮外表皮石细胞（a.断面观　b.表面观）　2.种皮外表皮细胞　3.子叶细胞　4.草酸钙簇晶　5.内胚乳细胞

底部宽27~213 μm，突出于表皮层的部分呈半月形或圆拱形，色较淡，壁厚约至20 μm，层纹细密整齐，孔沟无或极少，底部色较深，壁厚至12 μm，层纹无或极少，孔沟较多而明显，胞腔含橙红色物；表面观石细胞呈类圆形、卵圆形、类方形或圆多角形，纹孔大而较密类圆形、卵形或椭圆形，分布较均匀，直径约5 μm，长约13 μm，另有石细胞无色，呈类圆形，直径约88 μm，壁均匀增厚，纹孔大而密，类圆形、卵圆形或椭圆形，直径3.5~7 μm，孔沟分布较均匀，形似"纹孔细胞"。种皮外表皮细胞黄棕色或棕色，常与石细胞相连。呈类圆形，壁稍厚，有的皱缩，细胞界线不清楚。子叶细胞较大，含糊粉粒，直径5~7 μm，较大糊粉粒中可见拟晶体，有的含细小簇晶，并含脂肪油滴。草酸钙簇晶少数，存在于皱缩的种皮细胞中，直径13~22 μm。另有糊粉粒中的细小簇晶，直径约4 μm。内胚乳细胞断面观为1列扁方形，细胞表面观呈类多角形，直径14~34 μm，壁稍厚，含脂肪油滴。

◆ **性味归经**　辛、苦、甘，平。归脾、大肠、小肠经。

◆ **功能主治**　润肠通便，下气利水。用于津枯肠燥，食积气滞，腹胀便秘，水肿，脚气，小便不利。

◆ **用法用量**　6~10 g。

◆ **使用注意**　孕妇慎用。

◆ **贮藏**　置阴凉干燥处，防蛀。

金铁锁

Jintiesuo

◆ **来源**　本品为石竹科植物金铁锁（*Psammosilene tunicoides* W. C. Wu et C. Y. Wu）的根。

◆ **生长环境与分布**　生长于金沙江和雅鲁藏布江沿岸，海拔2 000~3 800 m的砾石山坡或石灰质岩石缝中。主产于四川、云南、贵州、西藏。

◆ **采收加工**　秋季采挖，除去外皮和杂质，晒干。

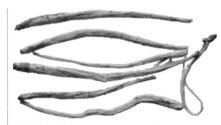

金铁锁药材图

◆ **药材性状**　本品呈长圆锥形，有的略扭曲，长 8~25 cm，直径 0.6~2 cm。表面黄白色，有多数纵皱纹和褐色横孔纹。质硬，易折断，断面不平坦，粉性，皮部呈白色，木部呈黄色，有放射状纹理。气微，味辛、麻，有刺喉感。

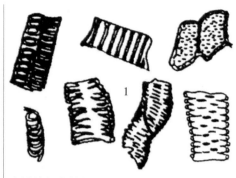

金铁锁粉末特征图
1. 导管

◆ **饮片性状**　同药材。

◆ **粉末特征**　本品粉末呈类白色。网纹导管多见，偶有螺纹导管或具缘纹孔导管，直径16~25 μm。

◆ **性味归经**　苦、辛，温；有小毒。归肝经。

◆ **功能主治**　祛风除湿，散瘀止痛，解毒消肿。用于风湿痹痛，胃脘冷痛，跌打损伤，外伤出血；外治疮疖，蛇虫咬伤。

◆ **用法用量**　0.1~0.3 g，多入丸、散服。外用适量。

◆ **使用注意**　孕妇慎用。

◆ **贮藏**　置干燥处。

闹羊花

Naoyanghua

◆ **来源**　本品为杜鹃花科植物羊踯躅（*Rhododendron molle* G. Don）的干燥花。

◆ **生长环境与分布**　生于海拔 1 000 m 的山坡草地或丘陵地带的灌丛或山脊杂木林下。主产于江苏、安徽、浙江、江西、福建、河南、湖南、广东、广西、四川、贵州和云南等地。

◆ **采收加工**　4~5月花初开时采收，阴干或晒干。

◆ **药材性状**　本品数朵花簇生于一

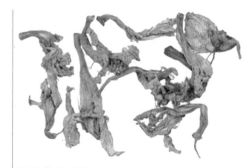

闹羊花药材图

总柄上，多脱落为单朵；灰黄色至黄褐色，皱缩。花萼5裂，裂片半圆形至三角形，边缘有较长的细毛；花冠钟状，筒部较长，约2.5 cm，顶端卷折，5裂，花瓣宽卵形，先端钝或微凹；雄蕊5，花丝卷曲，等长或略长于花冠，中部以下有茸毛，花药呈红棕色，顶孔裂；雌蕊1，柱头头状；花梗长1~2.8 cm，棕褐色，有短茸毛。气微，味微麻。

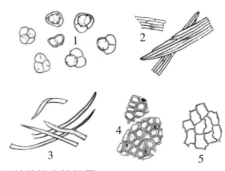

闹羊花粉末特征图
1.花粉粒 2.非腺毛 3.花冠非腺毛 4.花粉囊表皮细胞 5.花冠表皮细胞

◆ **饮片性状** 同药材。

◆ **粉末特征** 本品粉末黄棕色。花粉粒呈四面体形，直径58~97 μm，具3个萌发孔。花萼非腺毛由多细胞组成，交叉排成数列，直径29~68 μm。花冠非腺毛单细胞，直径10~20 μm，长可达400 μm以上，壁薄，有的可见壁疣。花粉囊表皮细胞类多角形或类圆形，直径13~31 μm，排列整齐而紧密，壁稍增厚，有的纹孔明显，细胞内含有黄棕色物质。花冠表皮细胞呈长方形、类方形或不规则形，直径26~78 μm，壁薄，呈波状弯曲。

◆ **性味归经** 辛，温；有大毒。归肝经。

◆ **功能主治** 祛风除湿，散瘀定痛。用于风湿痹痛，偏正头痛，跌扑肿痛，顽癣。

◆ **用法用量** 0.6~1.5 g，浸酒或入丸、散。外用适量，煎水洗。

◆ **使用注意** 不宜多服、久服；体虚者及孕妇禁用。

◆ **贮藏** 置干燥处，防潮。

泽 漆

Zeqi

◆ **来源** 本品为大戟科植物泽漆（*Euphorbia helioscopia* L.）的干燥全草。

◆ **生长环境与分布** 生于山沟、路旁、荒野和山坡，较常见。分布于全国（除黑龙江、吉林、内蒙古、广东、海南、台湾、新疆、西藏外）。

◆ **采收加工** 春、夏二季采集全草，晒干入药。

◆ **药材性状**　全草长约30 cm，茎光滑无毛，多分枝，表面呈黄绿色，基部呈紫红色，具纵纹，质脆。叶互生，无柄，倒卵形或匙形，长1~3 cm，宽0.5~1.8 cm，先端钝圆或微凹，基部广楔形或突然狭窄，边缘在中部以上具锯齿；茎顶部具5片轮生叶状苞，与下部叶相似。多歧聚伞花序顶生，有伞梗；杯状花序钟形，黄绿色。蒴果无毛。种子呈卵形，表面有凸起网纹。气酸而特异，味淡。

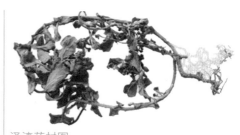

泽漆药材图

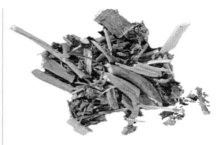

泽漆饮片图

◆ **饮片性状**　本品呈段状，茎呈圆柱形，直径0.3~0.5 cm，中空，表面黄棕色至棕褐色，具纵纹。叶破碎，多脱落，仅见叶痕。可见蒴果三棱状近球形，直径3~4 mm，光滑无毛，有明显的三纵沟，种子呈暗褐色，卵形，长约2 mm，表面有凸起的网纹，气微，味淡。

◆ **粉末特征**　本品粉末淡黄绿色，纤维众多，多成束，稀有单个散在，直径15~35 μm。可见具缘纹孔导管、网纹导管、螺纹导管，直径25~40 μm。表皮细胞呈类多角形，内含有细小方晶，或短棒状草酸钙晶体。

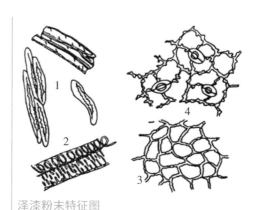

泽漆粉末特征图
1.纤维　2.导管　3.叶上表皮细胞　4.叶下表皮细胞

◆ **性味归经**　辛、苦，微寒；有毒。归大肠、小肠、肺经。

◆ **功能主治**　利尿消肿，化痰散结，杀虫止痒。用于腹水、水肿、肺结核、颈淋巴结核、痰多喘咳、癣疮。

◆ **用法用量**　煎服，5~10 g。外用适量。

◆ **使用注意**　不宜过量或长期使用；脾胃虚寒者慎用。

◆ **贮藏**　置阴凉干燥处。

急性子

Jixingzi

◆ **来源** 本品为凤仙花科植物凤仙花（*Impatiens balsamina* L.）的干燥成熟种子。

◆ **生长环境与分布** 我国各地庭园广泛栽培，为习见的观赏花卉。

◆ **采收加工** 夏、秋二季果实即将成熟时采收，晒干，除去果皮和杂质。

◆ **药材性状** 本品呈椭圆形、扁圆形或卵圆形，长 2~3 mm，宽 1.5~2.5 mm。表面棕褐色或灰褐色，粗糙，有稀疏的白色或浅黄棕色小点，种脐位于狭端，稍突出。质坚实，种皮薄，子叶灰白色，半透明，油质。气微，味淡、微苦。

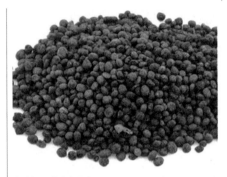

急性子药材图

◆ **饮片性状** 同药材。

◆ **粉末特征** 本品粉末黄棕色或灰褐色。种皮表皮细胞表面观形状不规则，垂周壁波状弯曲。腺鳞头部类球形，4~5（~12）个细胞，直径 22~60 μm，细胞内充满黄棕色物。草酸钙针晶束存在于黏液细胞中，长 16~60 μm。内胚乳细胞呈多角形，壁稍厚，内含脂肪油滴，常与种皮颓废组织相连。

◆ **性味归经** 微苦、辛，温；有小毒。归肺、肝经。

◆ **功能主治** 破血，软坚，消积。用于癥瘕痞块，经闭，噎膈。

◆ **用法用量** 3~5 g。

◆ **使用注意** 孕妇慎用。

◆ **贮藏** 置干燥处。

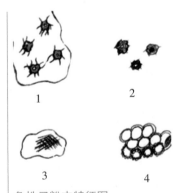

急性子粉末特征图
1.种皮表皮细胞 2.腺鳞 3.草酸钙针晶束 4.内胚乳细胞

洋金花

Yangjinhua

◆ **来源**　本品为茄科植物白花曼陀罗（*Datura metel* L.）的干燥花。

◆ **生长环境与分布**　常生于向阳的山坡草地或住宅旁。分布于热带及亚热带地区，温带地区普遍栽培。我国台湾、福建、广东、广西、云南、贵州等地常为野生，江苏、浙江栽培的较多，江南其他省和北方许多城市有栽培。

◆ **采收加工**　4~11月花初开时采收，晒干或低温干燥。

◆ **药材性状**　本品多皱缩成条状，完整者长9~15 cm。花萼呈筒状，长为花冠的2/5，灰绿色或灰黄色，先端5裂，基部具纵脉纹5条，表面微有茸毛；花冠呈喇叭状，淡黄色或黄棕色，先端5浅裂，裂片有短尖，短尖下有明显的纵脉纹3条，两裂片之间微凹；雄蕊5，花丝贴生于花冠筒内，长为花冠的3/4；雌蕊1，柱头棒状。烘干品质柔韧，气特异；晒干品质脆，气微，味微苦。

◆ **饮片性状**　同药材。

◆ **粉末特征**　本品粉末淡黄色。花粉粒类球形或长圆形，直径42~65 μm，表面有条纹状雕纹。花萼非腺毛1~3个细胞，壁具疣突；腺毛头部1~5个细胞，柄1~5个细胞。花冠裂片边缘非腺毛1~10个细胞，壁微具疣突。花丝基部非腺毛粗大，1~5个细胞，基部直径约至128 μm，顶端钝圆。花萼、花冠薄壁细胞中有草酸钙砂晶、方晶及簇晶。

◆ **性味归经**　辛，温；有毒。归肺、肝经。

◆ **功能主治**　平喘止咳，解痉定痛。用于哮喘咳嗽，脘腹冷痛，风湿痹痛，小儿慢惊；外科麻醉。

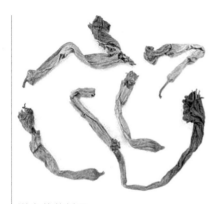

洋金花药材图

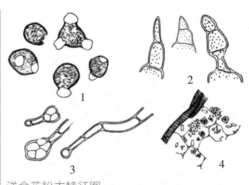

洋金花粉末特征图

1.花粉粒　2.非腺毛　3.腺毛　4.草酸钙晶体

◆ **用法用量**   0.3~0.6 g，宜入丸、散；亦可作卷烟分次燃吸（一日量不超过1.5 g）。外用适量。

◆ **使用注意**   孕妇，外感及痰热咳喘、青光眼、高血压及心动过速患者禁用。

◆ **贮藏**   置干燥处，防霉，防蛀。

牵牛子

Qianniuzi

◆ **来源**   本品为旋花科植物裂叶牵牛 [*Pharbitisnil* (L.) Choisy.] 或圆叶牵牛 [*P. purpurea* (L.) Voigt] 的干燥成熟种子。

◆ **生长环境与分布**   裂叶牵牛   生于海拔100~200（1 600）m的山坡灌丛、干燥河谷路边、园边、宅旁、山地、路边，或为栽培。我国除西北和东北的一些省外，大部分地区都有分布。

圆叶牵牛   生于平地最高至海拔2 800 m的田边、路边、宅旁或山谷林内，栽培或野生。我国大部分地区有分布。

◆ **采收加工**   秋末果实成熟、果壳未开裂时采割植株，晒干，打下种子，除去杂质。

◆ **药材性状**   本品似橘瓣状，长4~8 mm，宽3~5 mm。表面灰黑色或淡黄白色，背面有一条浅纵沟，腹面棱线的下端有一点状种脐，微凹。质硬，横切面可

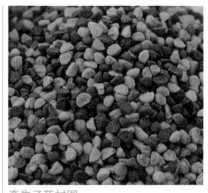

牵牛子药材图

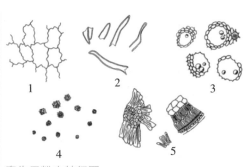

牵牛子粉末特征图

1.种皮表皮细胞 2.非腺毛 3.分泌腔 4.草酸钙簇晶 5.栅状细胞

见淡黄色或黄绿色皱缩折叠的子叶，微显油性。气微，味辛、苦，有麻感。

◆ **饮片性状**　同药材。

◆ **粉末特征**　本品粉末呈淡黄棕色。种皮表皮细胞呈深棕色，形状不规则，壁波状。非腺毛单细胞呈黄棕色，稍弯曲，长 50~240 μm。子叶碎片中有分泌腔，圆形或椭圆形，直径 35~106 μm。草酸钙簇晶直径 10~25 μm。栅状组织碎片和光辉带有时可见。

◆ **性味归经**　苦、寒；有毒。归肺、肾、大肠经。

◆ **功能主治**　泻水通便，消痰涤饮，杀虫攻积。用于水肿胀满，二便不通，痰饮积聚，气逆喘咳，虫积腹痛。

◆ **用法用量**　3~6 g。入丸散服，每次 1.5~3 g。

◆ **使用注意**　孕妇禁用；不宜与巴豆、巴豆霜同用。

◆ **贮藏**　置干燥处。

草　乌

Caowu

◆ **来源**　本品为毛茛科植物北乌头（*Aconitum kusnezoffii* Reichb.）的干燥块根。

◆ **生长环境与分布**　在我国分布于山西、河北、内蒙古、辽宁、吉林和黑龙江。在山西、河北及内蒙古南部生长于海拔 1 000~2 400 m 的山地草坡或疏林中，在内蒙古北部、吉林及黑龙江等地生长于海拔 200~450 m 的山坡或草甸上。

◆ **采收加工**　秋季茎叶枯萎时采挖，除去须根和泥沙，干燥。

◆ **药材性状**　本品呈不规则长圆锥形，略弯曲，长 2~7 cm，直径 0.6~1.8 cm。顶端常有残茎和少数不定根残基，有的顶端一侧有一枯萎的芽，一侧有一圆形或扁圆形不定根残基。表面呈灰褐色或黑棕褐色，皱缩，有纵皱纹、点状须根痕及数个瘤状侧根。质硬，断面灰白色或暗灰色，有裂隙，形成的层环纹呈多角形或类圆形，髓部较大或中空。气微，

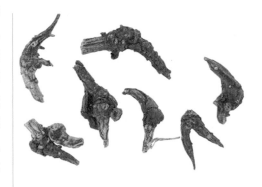

草乌药材图

味辛辣、麻舌。

◆ **饮片性状**　同药材。

◆ **粉末特征**　粉末灰棕色。淀粉粒单粒呈类圆形，直径 2~23 μm；复粒由 2~16 个分粒组成。石细胞无色，与后生皮层细胞连接的显棕色，呈类方形、类长方形、类圆形、梭形或长条形，直径 20~133（234）μm，长至 465 μm，壁厚薄不一，壁厚者层纹明显，纹孔细，有的含棕色物。后生皮层细胞棕色，表面观呈类方形或长多角形，壁不均匀增厚，有的呈瘤状突入细胞腔。

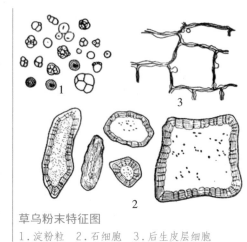

草乌粉末特征图

1.淀粉粒　2.石细胞　3.后生皮层细胞

◆ **性味归经**　辛、苦，热；有大毒。归心、肝、肾、脾经。

◆ **功能主治**　祛风除湿，温经止痛。用于风寒湿痹，关节疼痛，心腹冷痛，寒疝作痛及麻醉止痛。

◆ **使用注意**　一般炮制后用。

◆ **使用注意**　生品内服宜慎；孕妇禁用；不宜与半夏、瓜蒌、瓜蒌子、瓜蒌皮、天花粉、川贝母、浙贝母、平贝母、伊贝母、湖北贝母、白蔹、白及同用。

◆ **贮藏**　置通风干燥处，防蛀。

茺蔚子

Chongweizi

◆ **来源**　本品为唇形科植物益母草（*Leonurus japonicus* Houtt.）的干燥成熟果实。

◆ **生长环境与分布**　生于山野、河滩草丛中及溪边湿润处。广泛分布于全国各地。

◆ **采收加工**　秋季果实成熟时采割

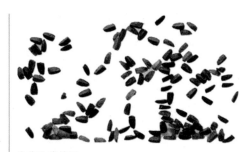

茺蔚子药材图

地上部分，晒干，打下果实，除去杂质。

◆ **药材性状**　本品呈三棱形，长 2~ 3 mm，宽约 1.5 mm。表面呈灰棕色至灰褐色，有深色斑点，一端稍宽，平截状，另一端渐窄而钝尖。果皮薄，子叶类白色，富油性。气微，味苦。

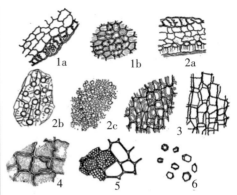

茺蔚子粉末特征图
1. 外果皮细胞（a.断面观　b.表面观）　2.内果皮厚壁细胞（a.断面观　b.底面观　c.顶面观）　3.中果皮细胞　4.种皮表皮细胞　5.内胚乳细胞　6.草酸钙方晶

◆ **饮片性状**　茺蔚子　同药材。

炒茺蔚子　本品形如药材，微鼓起，质脆，断面呈淡黄色或黄色，富油性。气微香，味苦。

◆ **粉末特征**　本品粉末呈黄棕色至深棕色。外果皮细胞横断面观略沿径向延长，长度不一，形成多数隆起的脊，脊中央为黄色网纹细胞，壁非木化；表面观呈类多角形，有条状角质纹理，网纹细胞具条状增厚壁。内果皮厚壁细胞断面观略沿切向延长，内壁极厚，外壁薄，胞腔偏靠外侧，内含草酸钙方晶；表面观呈星状或细胞界限不明显，方晶明显。中果皮细胞表面观呈类多角形，壁薄，细波状弯曲。种皮表皮细胞呈类方形，壁稍厚，略波状弯曲，胞腔内含淡黄棕色物。内胚乳细胞含脂肪油滴和糊粉粒。

◆ **性味归经**　辛、苦，微寒。归心包、肝经。

◆ **功能主治**　活血调经，清肝明目。用于月经不调，经闭痛经，目赤翳障，头晕胀痛。

◆ **用法用量**　5~10 g。

◆ **使用注意**　瞳子散大者慎用。

◆ **贮藏**　置通风干燥处。

重　楼

Chonglou

◆ **来源**　本品为百合科植物云南重楼〔*Paris polyphylla* Smith var. *yunnanensis*（Franch.）Hand.-Mazz.〕或七叶一枝花〔*P. polyphylla* Smith var. *chinensis*（Franch）

Hara〕的干燥根茎。

◆ **生长环境与分布**　云南重楼　生于海拔（1 400）2 000~3 600 m的林下或路边。产于福建、湖北、湖南、广西、四川、贵州和云南等地。

七叶一枝花　生于海拔1 800~3 200 m的林下。主产于西藏（东南部）、云南、四川和贵州等地。

◆ **采收加工**　秋季采挖，除去须根，洗净，晒干。

◆ **药材性状**　本品呈结节状扁圆柱形，略弯曲，长5~12 cm，直径1.0~4.5 cm。表面黄棕色或灰棕色，外皮脱落处呈白色；密具层状突起的粗环纹，一面结节明显，结节上具椭圆形凹陷茎痕，另一面有疏生的须根或疣状须根痕。顶端具鳞叶和茎的残基。质坚实，断面平坦，白色至浅棕色，粉性或角质。气微，味微苦、麻。

◆ **饮片性状**　本品为近圆形、椭圆形或不规则片状。表面白色、黄白色或浅棕色，周边表皮黄棕色或棕褐色，粉性或角质。气微，味微苦、麻。

◆ **粉末特征**　本品粉末白色。淀粉粒甚多，类圆形、长椭圆形或肾形，直径3~18 μm。草酸钙针晶成束或散在，长80~250 μm。梯纹导管及网纹导管直径10~25 μm。

◆ **性味归经**　苦，微寒；有小毒。归肝经。

◆ **功能主治**　清热解毒，消肿止痛，凉肝定惊。用于疔疮痈肿，咽喉肿痛，蛇虫咬伤，跌扑伤痛，惊风抽搐。

◆ **用法用量**　3~9 g。外用适量，研末调敷。

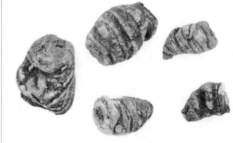

重楼药材图

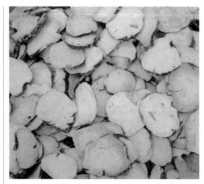

重楼饮片图

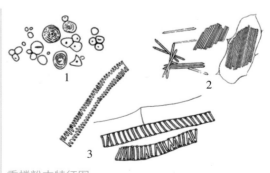

重楼粉末特征图
1.淀粉粒　2.草酸钙针晶　3.导管

◆ **使用注意** 中毒后常出现烦躁、恶心、呕吐、头痛、头晕、腹痛、腹泻等。

◆ **贮藏** 置阴凉干燥处，防蛀。

香加皮

Xiangjiapi

◆ **来源** 本品为萝藦科植物杠柳（*Periploca sepium* Bge.）的干燥根皮。

◆ **生长环境与分布** 生于平原及低山丘的林缘、沟坡、河边沙质地或地埂等处。分布于吉林、辽宁、内蒙古、河北、山东、山西、江苏、河南、江西、贵州、四川、重庆、陕西、甘肃等地。

◆ **采收加工** 春、秋二季采挖，剥取根皮，晒干。

◆ **药材性状** 本品呈卷筒状或槽状，少数呈不规则的块片状，长3~10 cm，直径1~2 cm，厚0.2~0.4 cm。外表面灰棕色或黄棕色，栓皮松软常呈鳞片状，易剥落。内表面淡黄色或淡黄棕色，较平滑，有细纵纹。体轻，质脆，易折断，断面不整齐，黄白色。有特异香气，味苦。

◆ **饮片性状** 本品呈不规则的厚片。外表面灰棕色或黄棕色，栓皮常呈鳞片状。内表面淡黄色或淡黄棕色，有细纵纹。切面黄白色。有特异香气，味苦。

◆ **粉末特征** 本品粉末淡棕色。草酸钙方晶直径9~20 μm。石细胞长方形或类多角形，直径24~70 μm。乳管含无色油滴状颗粒。木栓细胞棕黄色，多角形。

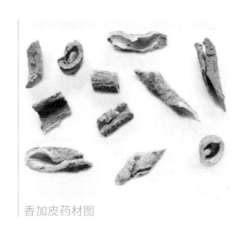

香加皮药材图

香加皮粉末特征图
1.草酸钙方晶 2.石细胞 3.乳管 4.木栓细胞 5.淀粉粒

淀粉粒甚多，单粒呈类圆形或长圆形，直径3~11 μm；复粒由2~6个分粒组成。

　　◆ **性味归经**　辛、苦，温；有毒。归肝、肾、心经。

　　◆ **功能主治**　利水消肿，祛风湿，强筋骨。用于下肢浮肿，心悸气短，风寒湿痹，腰膝酸软。

　　◆ **用法用量**　3~6 g。

　　◆ **使用注意**　不宜过量服用。

　　◆ **贮藏**　置阴凉干燥处。

鸦胆子

Yadanzi

　　◆ **来源**　本品为苦木科植物鸦胆子 ［*Brucea javanica* （L.） Merr.］ 的干燥成熟果实。

　　◆ **生长环境与分布**　生于海拔950~1 000 m的旷野或山麓灌丛或疏林中。分布于福建、台湾、广东、广西、海南和云南等地。亚洲东南部至大洋洲北部也有。

　　◆ **采收加工**　秋季果实成熟时采收，除去杂质，晒干。

　　◆ **药材性状**　本品呈卵形，长6~10 mm，直径4~7 mm。表面呈黑色或棕色，有隆起的网状皱纹，网眼呈不规则的多角形，两侧有明显的棱线，顶端渐尖，基部有凹陷的果梗痕。果壳质硬而脆，种子卵形，长5~6 mm，直径3~5 mm，表面类白色或黄白色，具网纹；种皮薄，子叶乳白色，富油性。气微，味极苦。

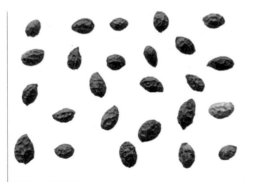

鸦胆子药材图

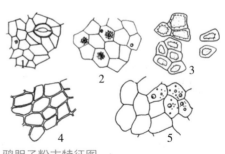

鸦胆子粉末特征图
1.表皮细胞　2.薄壁细胞　3.石细胞　4.种皮细胞　5.胚乳和子叶细胞含糊粉粒

◆ **饮片性状** 同药材。

◆ **粉末特征** 本品果皮粉末呈棕褐色。表皮细胞呈多角形，含棕色物。薄壁细胞呈多角形，含草酸钙簇晶和方晶，簇晶直径约至 30 μm。石细胞呈类圆形或多角形，直径 14~38 μm。种子粉末呈黄白色。种皮细胞略呈多角形，稍延长。胚乳和子叶细胞含糊粉粒。

◆ **性味归经** 苦，寒；有小毒。归大肠、肝经。

◆ **功能主治** 清热解毒，截疟，止痢；外用腐蚀赘疣。用于痢疾，疟疾；外治赘疣，鸡眼。

◆ **用法用量** 0.5~2 g，用龙眼肉包裹或装入胶囊吞服。外用适量。

◆ **使用注意** 胃肠出血及肝肾病患者禁用或慎用。

◆ **贮藏** 置干燥处。

桃 仁

Taoren

◆ **来源** 本品为蔷薇科植物桃 [*Prunus persica*（L.）Batsch] 或山桃 [*P. davidiana*（Carr.）Franch.] 的干燥成熟种子。

◆ **生长环境与分布** 山桃生于山坡、山谷沟底或荒野疏林及灌丛内。桃原产我国，各省区广泛栽培，主要分布于山东、河北、河南、山西、陕西、甘肃、四川、云南等地。世界各地均有栽植。

◆ **采收加工** 果实成熟后采收，除去果肉和核壳，取出种子，晒干。

◆ **药材性状** 桃仁 呈扁长卵形，长 1.2~1.8 cm，宽 0.8~1.2 cm，厚 0.2~0.4 cm。表面呈黄棕色至红棕色，密布颗粒状突起。一端尖，中部膨大；另一端钝圆稍偏斜，边缘较薄。尖端一侧有短线形种脐，圆端有颜色略深不甚明显的合点，自合点处散出多数纵向维管束。种皮薄，子叶2，类白色，富油性。气微，味微苦。

山桃仁 呈类卵圆形，较小而肥厚，长约0.9 cm，宽约0.7 cm，厚约0.5 cm。

◆ **饮片性状** 同药材。

燀桃仁 本品呈扁长卵形，长 1.2~1.8 cm，宽 0.8~1.2 cm，厚 0.2~0.4 cm。表面浅黄白色，一端尖，中部膨大；另一端钝圆稍偏斜，边缘较薄。子叶2，富油

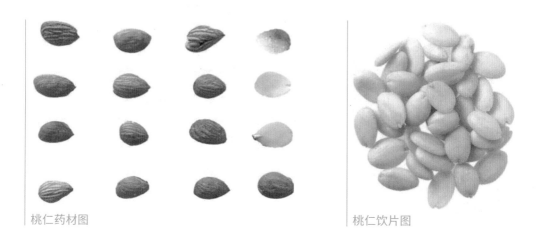

桃仁药材图　　桃仁饮片图

性。气微香，味微苦。

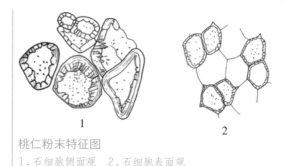

桃仁粉末特征图
1. 石细胞侧面观　　2. 石细胞表面观

燀山桃仁　呈类卵圆形，较小而肥厚，长约1 cm，宽约0.7 cm，厚约0.5 cm。

炒桃仁　本品呈扁长卵形，长1.2~1.8 cm，宽0.8~1.2 cm，厚0.2~0.4 cm。表面黄色至棕黄色，可见焦斑。一端尖，中部膨大；另一端钝圆稍偏斜，边缘较薄。子叶2，富油性。气微香，味微苦。

炒山桃仁　2枚子叶多分离，完整者呈类卵圆形，较小而肥厚。长约1 cm，宽约0.7 cm，厚约0.5 cm。

◆ **粉末特征**　本品种皮粉末（或解离）片。

桃仁　石细胞呈黄色或黄棕色，侧面观呈贝壳形、盔帽形、弓形或椭圆形，高54~153 μm，底部宽约至180 μm，壁一边较厚，层纹细密；表面观呈类圆形、圆多角形或类方形，底部壁上纹孔大而较密。

山桃仁　石细胞呈淡黄色、橙黄色或橙红色，侧面观呈贝壳形、矩圆形、椭圆形或长条形，高81~198（~279）μm，宽约至128（~198）μm；表面观呈类圆形、类六角形、长多角形或类方形，底部壁厚薄不匀，纹孔较小。

◆ **性味归经**　苦、甘，平。归心、肝、大肠经。

◆ **功能主治**　活血祛瘀，润肠通便，止咳平喘。用于经闭痛经，癥瘕痞块，肺痈肠痈，跌扑损伤，肠燥便秘，咳嗽气喘。

◆ **用法用量**　5~10 g。

◆ **使用注意**　孕妇慎用。

◆ **贮藏**　置阴凉干燥处，防蛀。

狼 毒

Langdu

◆ **来源**　本品为大戟科植物月腺大戟（*Euphorbia ebracteolata* Hayata）或狼毒大戟（*E. fischeriana* Steud.）的干燥根。

◆ **生长环境与分布**　多生于林下草原及向阳石质山坡草地。分布于黑龙江、吉林、辽宁、内蒙古、河北、河南、山西、陕西、宁夏、甘肃、山东、江苏、安徽、浙江等地。蒙古、俄罗斯西伯利亚地区也有。

◆ **采收加工**　春、秋二季采挖，洗净，切片，晒干。

◆ **药材性状**　月腺大戟　为类圆形或长圆形块片，直径1.5~8 cm，厚0.3~4 cm。外皮薄，呈黄棕色或灰棕色，易剥落而露出黄色皮部。切面黄白色，有黄色不规则大理石样纹理或环纹。体轻，质脆，易折断，断面有粉性。气微，味微辛。

狼毒大戟　外皮棕黄色，切面纹理或环纹显黑褐色。水浸后有黏性，撕开可见黏丝。

◆ **饮片性状**　月腺大戟　为类圆形、长圆形或不规则块片。外皮薄，黄棕色或灰棕色，易剥落而露出黄色皮部。切面黄白色，有淡黄白色至黄棕色不规则大理石样纹理或环纹。体轻，质脆，易折断，断面有粉性。气微，味微辛。

狼毒大戟　外皮棕黄色，切面纹理或环纹显黑褐色。水浸后有黏性，撕开可见黏丝。

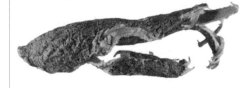

狼毒药材图

◆ **粉末特征**　月腺大戟　粉末黄白色。淀粉粒甚多，单粒呈球形、长圆形或半圆形，直径3~34 μm，脐点呈裂隙

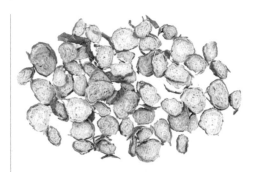

狼毒饮片图

状、"人"字状或星状，大粒层纹隐约可见；复粒由2~5个分粒组成；半复粒易见。网状具缘纹孔导管18~80 μm。无节乳管多碎断，所含的油滴状分泌物散在；有时可见乳管内充满黄色分泌物。

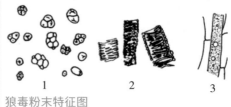

狼毒粉末特征图
1.淀粉粒　2.导管　3.乳汁管

狼毒大戟　粉末黄棕色。淀粉粒单粒直径至24 μm，复粒由2~7个分粒组成，半复粒少见。网状具缘纹孔导管102 μm，乳汁无色。

- ◆ **性味归经**　辛，平；有毒。归肝、脾经。
- ◆ **功能主治**　散结，杀虫。外用于淋巴结结核、皮癣；灭蛆。
- ◆ **用法用量**　熬膏外敷。
- ◆ **使用注意**　不宜与密陀僧同用。
- ◆ **贮藏**　置通风干燥处，防蛀。

商　陆

Shanglu

- ◆ **来源**　本品为商陆科植物商陆（*Phytolacca acinosa* Roxb.）或垂序商陆（*P. americana* L.）的干燥根。

- ◆ **生长环境与分布**　普遍野生于海拔500~3 400 m的沟谷、山坡林下、林缘路旁。我国除东北、内蒙古、青海、新疆外均有分布。朝鲜、日本及印度也有。

- ◆ **采收加工**　秋季至次春采挖，除去须根和泥沙，切成块或片，晒干或阴干。

- ◆ **药材性状**　本品为横切或纵切的不规则块，厚薄不等。外皮呈灰黄色或灰棕色。横切片弯曲不平，边缘皱缩，直径2~8 cm；切面呈浅黄棕色或黄白色，木部隆起，形成数个突起的同心形环轮。

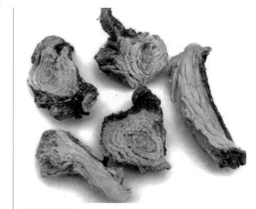

商陆药材图

纵切片弯曲或卷曲，长 5~8 cm，宽 1~2 cm，木部呈平行条状突起。质硬。气微，味稍甜，久嚼麻舌。

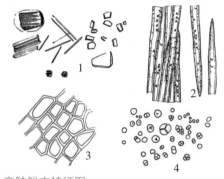

商陆粉末特征图
1.草酸钙晶体 2.木纤维 3.木栓细胞 4.淀粉粒

◆ **饮片性状** 同药材。

◆ **粉末特征** 粉末呈灰白色。

商陆 草酸钙针晶成束或散在，针晶纤细，针晶束长 40~72 μm，尚可见草酸钙方晶或簇晶。木纤维多成束，直径 10~20 μm，壁厚或稍厚，有多数"十"字形纹孔。木栓细胞棕黄色，长方形或多角形，有的含颗粒状物。淀粉粒单粒呈类圆形或长圆形，直径 3~28 μm，脐点呈短缝状、点状、星状和"人"字形，层纹不明显；复粒少数，由 2~3 个分粒组成。

垂序商陆 草酸钙针晶束稍长，约至 96 μm；无方晶和簇晶。

◆ **性味归经** 苦，寒；有毒。归肺、脾、肾、大肠经。

◆ **功能主治** 逐水消肿，通利二便；外用解毒散结。用于水肿胀满，二便不通；外治痈肿疮毒。

◆ **用法用量** 3~9 g。外用适量，煎汤熏洗。

◆ **使用注意** 孕妇禁用。

◆ **贮藏** 置干燥处，防霉，防蛀。

常 山

Changshan

◆ **来源** 本品为虎耳草科植物常山（*Dichroa febrifuga* Lour.）的干燥根。

◆ **生长环境与分布** 生于海拔 200~2 000 m 的阴湿林中。分布于陕西、甘肃、江苏、安徽、浙江、江西、福建、台湾、湖北、湖南、广东、广西、四川、贵州、云南和西藏等地。一些东南亚国家亦有分布。

◆ **采收加工** 秋季采挖，除去须根，洗净，晒干。

◆ **药材性状** 本品呈圆柱形，常弯曲扭转，或有分枝，长 9~15 cm，直径

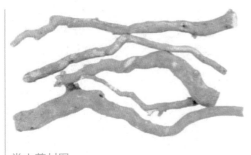

常山药材图

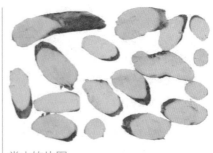

常山饮片图

0.5~2 cm。表面棕黄色，具细纵纹，外皮易剥落，剥落处露出淡黄色木部。质坚硬，不易折断，折断时有粉尘飞扬；横切面黄白色，射线类白色，呈放射状。气微，味苦。

◆ **饮片性状**　本品为不规则的薄片。外表皮淡黄色，无外皮。切面黄白色，有放射状纹理。质硬。气微，味苦。

◆ **粉末特征**　粉末呈淡棕黄色。淀粉粒较多，单粒呈类圆形或长椭圆形，直径3~18 μm，复粒少，由2~3个分粒组成。草酸钙针晶成束，存在于长圆形细胞中，长10~50 μm。导管多为梯状具缘纹孔导管，直径15~45 μm。木纤维细长，直径10~43 μm，壁稍厚。木薄壁细胞呈淡黄色，类多角形或类长多角形，壁略呈连珠状。

◆ **性味归经**　苦、辛，寒；有毒。归肺、肝、心经。

◆ **功能主治**　涌吐痰涎，截疟。用于痰饮停聚，胸膈痞塞，疟疾。

◆ **用法用量**　5~9 g。

◆ **使用注意**　可催吐，用量不宜过大；孕妇慎用。

◆ **贮藏**　置通风干燥处。

猪牙皂

Zhuyazao

◆ **来源**　本品为豆科植物皂荚（*Gleditsia sinensis* Lam.）的干燥不育果实。

◆ **生长环境与分布**　生于山坡林中或谷地、路旁，海拔自平地至2 500 m。分布于河北、山东、陕西、甘肃、江苏、安徽、湖北、福建、广西、四川、贵州、

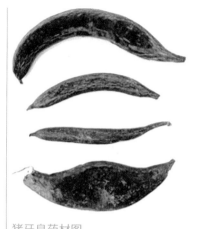

猪牙皂药材图

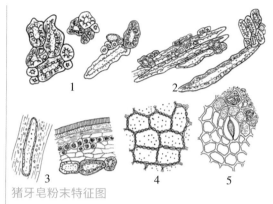

猪牙皂粉末特征图
1.石细胞 2.纤维及晶纤维 3.草酸钙晶体 4.木化薄壁细胞 5.果皮表皮细胞

云南等地。

◆ **采收加工** 秋季采收，除去杂质，干燥。

◆ **药材性状** 本品呈圆柱形，略扁而弯曲，长 5~11 cm，宽 0.7~1.5 cm。表面紫棕色或紫褐色，被灰白色蜡质粉霜，擦去后有光泽，并有细小的疣状突起和线状或网状的裂纹。顶端有鸟喙状花柱残基，基部具果梗残痕。质硬而脆，易折断，断面棕黄色，中间疏松，有淡绿色或淡棕黄色的丝状物，偶有发育不全的种子。气微，有刺激性，味先甜而后辣。

◆ **饮片性状** 同药材。

◆ **粉末特征** 本品粉末呈棕黄色。石细胞众多，类圆形、长圆形或形状不规则，直径 15~53 μm。纤维大多成束，直径 10~25 μm，壁微木化，周围细胞含草酸钙方晶和少数簇晶，形成晶纤维；纤维束旁常伴有类方形厚壁细胞。草酸钙方晶长 6~15 μm；簇晶直径 6~14 μm。木化薄壁细胞甚多，纹孔和孔沟明显。果皮表皮细胞红棕色，表面观呈类多角形，壁较厚，表面可见颗粒状角质纹理。

◆ **性味归经** 辛、咸，温；小毒。归肺、大肠经。

◆ **功能主治** 祛痰开窍，散结消肿。用于中风口噤，昏迷不醒，癫痫痰盛，关窍不通，喉痹痰阻，顽痰喘咳，咯痰不爽，大便燥结；外治痈肿。

◆ **用法用量** 1~1.5 g，多入丸、散用。外用适量，研末吹鼻取嚏或研末调敷患处。

◆ **使用注意** 孕妇及咯血、吐血患者禁用。

◆ **贮藏** 置干燥处，防蛀。

绵马贯众

Mianmaguanzhong

◆ **来源**　本品为鳞毛蕨科植物粗茎鳞毛蕨（*Dryopteris crassirhizoma* Nakai）的干燥根茎和叶柄残基。

◆ **生长环境与分布**　生于林下湿地。主产于黑龙江、吉林、辽宁等地。

◆ **采收加工**　秋季采挖，削去叶柄、须根，除去泥沙，晒干。

◆ **药材性状**　本品呈长倒卵形，略弯曲，上端钝圆或截形，下端较尖，有的纵剖为两半，长7~20 cm，直径4~8 cm。表面黄棕色至黑褐色，密被排列整齐的叶柄残基及鳞片，并有弯曲的须根。叶柄残基呈扁圆形，长3~5 cm，直径0.5~1.0 cm；表面有纵棱线，质硬而脆，断面略平坦，棕色，有黄白色维管束5~13个，环列；每个叶柄残基的外侧常有3条须根，鳞片呈条状披针形，全缘，常脱落。质坚硬，断面略平坦，深绿色至棕色，有黄白色维管束5~13个，环列，其外散有较多的叶迹维管束。气特异，味初淡而微涩，后渐苦、辛。

◆ **饮片性状**　本品为不规则的厚片或碎块，根茎外表皮黄棕色至黑褐色，多被有叶柄残基，有的可见棕色鳞片，切面淡棕色至红棕色，有黄白色维管束小点，环状排列。气特异，味初淡而微涩，后渐苦、辛。

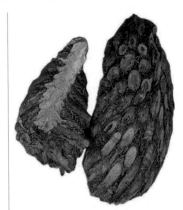

绵马贯众药材图

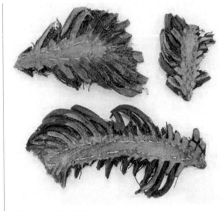

绵马贯众饮片图

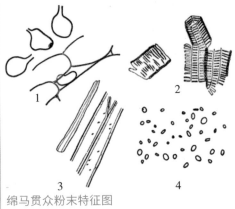

绵马贯众粉末特征图

1.间隙腺毛　2.管胞　3.下皮纤维　4.淀粉粒

◆ **粉末特征** 本品粉末淡棕色至红棕色。间隙腺毛单细胞，多破碎，完整者呈椭圆形、类圆形，直径15~55 μm，内含黄棕色物。梯纹管胞直径10~85 μm。下皮纤维成束或单个散在，黄棕色或红棕色。淀粉粒呈类圆形，直径2~8 μm。

◆ **性味归经** 苦，微寒；有小毒。归肝、胃经。

◆ **功能主治** 清热解毒，驱虫。用于虫积腹痛，疮疡。

◆ **用法用量** 4.5~9 g。

◆ **使用注意** 用量不宜过大；阴虚内热及脾胃虚寒者不宜使用，孕妇忌服；内服时禁食脂肪。

◆ **贮藏** 置通风干燥处，防蛀。

雪上一枝蒿

Xueshangyizhihao

◆ **来源** 本品为毛茛科植物短柄乌头（*Aconitum brachypodum* Diels），铁棒锤（*A. pendulum* Busch）或宣威乌头（*A. nagarum* Stapf var. *lasiandrum* W. T. Wang）的块根。

◆ **生长环境与分布** 野生于海拔3 100~4 300 m的高山草地、多石砾山坡或疏林下，在海拔250~3 000 m有栽培。主要分布在云南东北部和西北部。四川西南部有少量分布，甘肃西部、青海东部祁连山一带也有分布。

◆ **采收加工** 秋末冬初采挖，除去须根及杂质，干燥。

◆ **药材性状** 短柄乌头 本品块根呈短圆柱形或圆锥形，长2.5~7.5 cm，直径0.5~1.5 cm；子根表面呈灰棕色，光滑或有浅皱纹及侧根痕；质脆，易折断，断面白色，粉性，有黑棕色环。母根表面呈棕色，有纵皱沟及侧根残基；折断面不平坦，中央裂隙较多。气微，味苦麻。

铁棒锤 母根呈纺锤状圆柱形，长5~10 cm，直径0.5 cm；表面具细纵皱纹，顶端留有茎的残基及子根痕。子根呈圆锥形，长2~5 cm，直径0.5~1.5 cm；表面呈暗棕

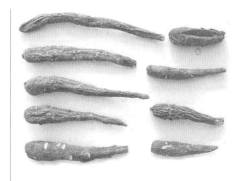

雪上一枝蒿药材图

色或黑棕色；多数平滑或稍有纵皱纹，有侧根痕；质硬，断面白色，粉性，少数呈角质样黄色。

宣威乌头　块根呈纺锤状圆柱形，有分枝。长 5~7 cm，直径 1~1.5 cm，表面棕色至深棕色或因表皮脱落而呈浅色花纹，有细纵皱纹及少数侧根痕。质较脆，易折断，折断面平坦，可见圆形浅棕色形成层环。

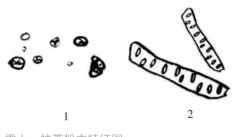

雪上一枝蒿粉末特征图
1.淀粉粒　2.导管

◆ **饮片性状**　本品为圆柱形或长纺锤形。表面黄褐色或黑褐色，平滑或具纵纹，质硬而脆，易折断，断面白色，粉质，有一不规则褐色圈纹（形成层）。气微，味麻而刺舌。

◆ **粉末特征**　本品粉末呈灰棕色。淀粉粒甚多，单粒呈类圆形、卵圆形或半圆形，直径 3~34 μm，脐点呈点状、人字状或裂缝状，大粒层纹隐约可见；复粒由 2~6 个分粒组成。网纹导管直径 17~48 μm。

◆ **性味归经**　苦、辛；温；有大毒。归肝、肾经。

◆ **功能主治**　祛风除湿，活血止痛。用于风湿骨痛，跌打损伤，肢体疼痛，牙痛，疮痈肿毒，癌性疼痛。

◆ **用法用量**　常用量：一次 25~50 mg。极量：每次 70 mg。

◆ **使用注意**　本品剧毒，应在医生的指导下服用。孕妇，心脏病、溃疡病患者及小儿禁服。

◆ **贮藏**　置通风干燥处，防蛀。

麻　黄

Mahuang

◆ **来源**　本品为麻黄科植物草麻黄（*Ephedra sinica* Stapf），中麻黄（*E. intermedia* Schrenk et C. A. Mey.）或木贼麻黄（*E. equisetina* Bge.）的干燥草质茎。

◆ **生长环境与分布**　适宜在沙质性土壤中生长，常生于干旱山地及荒漠中。分布区域较广，除长江下游及珠江流域外，其他各地皆有分布，以西北及云南、

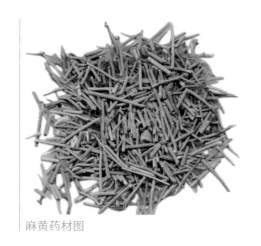

麻黄药材图

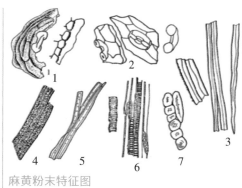

麻黄粉末特征图
1.表皮碎片 2.气孔 3.皮部纤维 4.草酸钙
砂晶 5.木纤维 6.导管 7.石细胞

四川等地种类较多。

◆ **采收加工** 秋季采割绿色的草质茎，晒干。

◆ **药材性状** 草麻黄 呈细长圆柱形，少分枝，直径1~2 mm。有的带少量棕色木质茎。表面呈淡绿色至黄绿色，有细纵脊线，触之微有粗糙感。节明显，节间长2~6 cm。节上有膜质鳞叶，长3~4 mm；裂片2（稀3），锐三角形，先端呈灰白色，反曲，基部联合成筒状，红棕色。体轻，质脆，易折断，断面略呈纤维性，周边呈绿黄色，髓部呈红棕色，近圆形。气微香，味涩、微苦。

中麻黄 多分枝，直径1.5~3 mm，有粗糙感。节上膜质鳞叶长2~3 mm，裂片3（稀2），先端锐尖。断面髓部呈三角状圆形。

木贼麻黄 较多分枝，直径1~1.5 mm，无粗糙感。节间长1.5~3 cm。膜质鳞叶长1~2 mm；裂片2（稀3），上部为短三角形，灰白色，先端多不反曲，基部棕红色至棕黑色。

◆ **饮片性状** 同药材。

◆ **粉末特征** 草麻黄粉末：呈淡棕色或黄绿色。表皮组织碎片甚多，细胞呈长方形，外壁布满颗粒状晶体；气孔特异，内陷保卫细胞侧面观呈哑铃形或电话听筒状。纤维细长，外壁布满草酸钙砂晶和方晶，形成嵌晶纤维；导管分子端壁斜面相连，端壁具多个圆形穿孔，称"麻黄式穿孔板"。

◆ **性味归经** 辛、微苦，温。归肺、膀胱经。

◆ **功能主治** 发汗散寒，宣肺平喘，利水消肿。用于风寒感冒，胸闷喘咳，风水浮肿。蜜麻黄润肺止咳。多用于表证已解，气喘咳嗽。

◆ **用法用量** 2~10 g。

◆ **使用注意** 体虚自汗、盗汗及虚喘者禁服。

◆ **贮藏**　置通风干燥处，防潮。

黄药子

Huangyaozi

◆ **来源**　本品为薯蓣科植物黄独（*Dioscorea bulbifera* L.）的干燥块茎。

◆ **生长环境与分布**　本种既喜阴湿，又需阳光充足，以海拔几十米至 2 000 m 的高山地区都能生长，多生于河谷边、山谷阴沟或杂木林等边缘。分布于河南、安徽、江苏、浙江、江西、福建、台湾、湖北、湖南、广东、广西、陕西、甘肃、四川、贵州、云南、西藏等地。

◆ **采收加工**　夏末至冬初均可采挖，以 9~11 月产者为佳。将块茎挖出，除去茎叶须根，洗净泥土，横切成片，厚约 1~1.5 cm，晒干生用。

◆ **药材性状**　本品多为横切厚片，圆形或近圆形，直径 2.5~7 cm，厚 0.5~1.5 cm。表面呈棕黑色，皱缩，有众多白色、点状突起的须根痕，或有弯曲残留的细根，栓皮易剥落；切面黄白色至黄棕色，平坦或凹凸不平。质坚脆，易折断，断面颗粒状，并散有橙黄色麻点。气微，味苦。

◆ **饮片性状**　同药材。

◆ **粉末特征**　本品粉末呈棕黄色至灰黄色。淀粉粒极多，单粒呈长圆形、类三角形、卵圆形或棒槌状，直径 3~60 μm，偶尔可见脐点，呈圆点状、裂缝状或星状，位于较小一端，大粒者隐约可见层纹。石细胞较多，黄棕色或淡黄

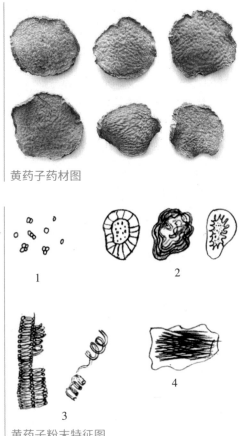

黄药子药材图

黄药子粉末特征图

1. 淀粉粒　2. 石细胞　3. 导管　4. 草酸钙针晶束

棕色，单个或数个成群，呈梭形、类卵形、短条状或纤维状，边缘不平整，有的有不规则外突，壁明显增厚，有的隐约可见层纹，孔沟及纹孔明显，胞腔多充满红棕色物。网纹、具缘纹孔及螺纹导管多成束，直径10~45 μm。草酸钙针晶成束。

◆ **性味归经**　苦，寒；小毒。归肝、肺经。

◆ **功能主治**　散结消瘿，清热解毒，凉血止血。用于瘿瘤，喉痹，痈肿疮毒，毒蛇咬伤，肿瘤，吐血，衄血，咯血，百日咳，肺热咳喘。

◆ **用法用量**　内服：煎汤，3~9 g；研末1~2 g。外用：适量，鲜品捣敷；或研末调敷；或磨汁涂。

◆ **使用注意**　内服剂量不宜过大。

◆ **贮藏**　置通风干燥处，防霉，防蛀。

喜树果

Xishuguo

◆ **来源**　本品为蓝果树科植物喜树（*Camptotheca acuminata* Decne.）的果实。

◆ **生长环境与分布**　生于海拔1000 m以下的林边或溪边。分布在江苏、浙江、福建、江西、湖北、湖南、四川、贵州、广东、广西、云南等地。

◆ **采收加工**　于10~11月成熟时采收，晒干。

◆ **药材性状**　披针形，长2~2.5 cm，宽5~7 mm，先端尖，有柱头残基；基部变狭，可见着生在花盘上的椭圆形凹点痕，两边有翅。表面呈棕色至棕黑色，微有光泽，有纵皱纹，有时可见数条角棱和黑色斑点。质韧，不易折断，断面纤维性，内有种子1粒，干缩成细条状。气微，味苦。

◆ **饮片性状**　同药材。

◆ **粉末特征**　本品粉末呈淡棕色。石细胞多成群，类长方形、类方形、类椭圆形或不规则形，交错排列，直径20~40 μm，壁略增厚，孔沟明显。纤维多成束，长方形或长梭形，直径13~30 μm。草酸钙簇晶单个或成行存在于中果皮

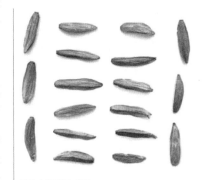

喜树果药材图

薄壁细胞中，直径8~34 μm。螺纹导管直径7~18 μm。胚乳细胞呈类方形或类多角形，直径22~30 μm，胞腔充满颗粒状物。子叶薄壁细胞含有脂肪油滴。

◆ **性味归经**　苦，辛，寒；有毒。归脾、胃、肝经。

◆ **功能主治**　抗癌，清热，杀虫。外用治牛皮癣。

◆ **用法用量**　内服：煎汤，3~9 g；或研末吞服。

◆ **使用注意**　过量服用或久服可引起中毒。

◆ **贮藏**　置阴凉干燥处。

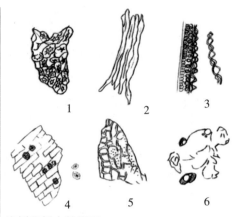

喜树果粉末特征图
1.石细胞　2.纤维　3.螺纹导管　4.草酸钙簇晶　5.胚乳细胞　6.子叶薄壁细胞

蒺 藜

Jili

◆ **来源**　本品为蒺藜科植物蒺藜（*Tribulus terrestris* L.）的干燥成熟果实。

◆ **生长环境与分布**　生于田野、路旁及河边草丛。各地均产。主产于河南、河北、山东、安徽、江苏、四川、山西、陕西等地。

◆ **采收加工**　秋季果实成熟时，采割植株，晒干，打下果实，除去杂质。

◆ **药材性状**　本品由5个分果瓣组成，呈放射状排列，直径7~12 mm。常裂为单一的分果瓣，分果瓣呈斧状，长3~6 mm；背部黄绿色，隆起，有纵棱和多数小刺，并有对称的长刺和短刺各1对，两侧面粗糙，有网纹，灰白色。质坚硬。气微，味苦、辛。

◆ **饮片性状**　同药材。

◆ **粉末特征**　本品粉末黄绿色。内果皮纤

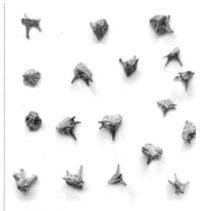

蒺藜药材图

维木化，上下层纵横交错排列，少数单个散在，有时纤维束与石细胞群相连接。中果皮纤维多成束，多碎断，直径15~40 μm，壁甚厚，胞腔疏具圆形点状纹孔。石细胞呈长椭圆形或类圆形，黄色，成群。种皮细胞呈多角形或类方形，直径约30 μm，壁网状增厚，木化。草酸钙方晶直径8~20 μm。

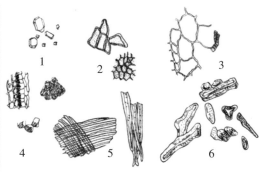

蒺藜粉末特征图
1.草酸钙方晶　2.内胚乳细胞　3.导管　4.种皮细胞断面观　5.内果皮纤维　6.内果皮石细胞

◆ **性味归经**　辛、苦，微温；有小毒。归肝经。

◆ **功能主治**　平肝解郁，活血祛风，明目，止痒。用于头痛眩晕，胸胁胀痛，乳闭乳痈，目赤翳障，风疹瘙痒。

◆ **用法用量**　6~10 g。

◆ **使用注意**　气弱血虚者、孕妇及过敏者慎用。

◆ **贮藏**　置干燥处，防霉。

蓖麻子

Bimazi

◆ **来源**　本品为大戟科植物蓖麻（*Ricinus communis* L.）的干燥成熟种子。

◆ **生长环境与分布**　喜高温，不耐霜，酸碱适应性强。全国各地均有分布。

◆ **采收加工**　秋季采摘成熟果实，晒干，除去果壳，收集种子。

◆ **药材性状**　本品呈椭圆形或卵形，稍扁，长0.9~1.8 cm，宽0.5~1 cm。表面光滑，有灰白色与黑褐色或黄棕色与红棕色相间的花斑纹。一面较平，另一面较隆起，较平的一面有1条隆起的种脊；一端有灰白色或浅棕色突

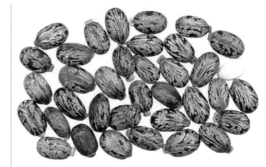

蓖麻子药材图

起的种阜。种皮薄而脆。胚乳肥厚，白色，富油性，子叶2，菲薄。气微，味微苦辛。

◆ **饮片性状**　同药材。

◆ **粉末特征**　本品粉末呈灰黄色或黄棕色。种皮栅状细胞红棕色，细长柱形，排列紧密，孔沟细密，胞腔内含红棕色物质。外胚乳组织细胞壁不明显，密布细小圆簇状结晶体，菊花形或圆球形，直径8~20 μm。内胚乳细胞呈类多角形，胞腔内含糊粉粒和脂肪油滴。

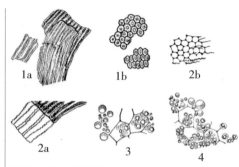

蓖麻子粉末特征图
1.种皮厚壁栅状细胞（a.侧面观　b.表面观）　2.种皮薄壁栅状细胞　（a.侧面观　b.表面观）　3.外胚乳颓废组织　4.内胚乳细胞

◆ **性味归经**　甘、辛，平；有毒。归大肠、肺经。

◆ **功能主治**　泻下通滞，消肿拔毒。用于大便燥结，痈疽肿毒，喉痹，瘰疬。

◆ **用法用量**　2~5 g。外用适量。

◆ **使用注意**　孕妇及便滑者忌服。

◆ **贮藏**　置阴凉干燥处。

雷公藤

Leigongteng

◆ **来源**　本品为卫矛科植物雷公藤（*Triptergium wilfordii* Hook. f.）的干燥根。

◆ **生长环境与分布**　生于海拔800 m以下的温热地方，山地、丘陵、平地的疏林、灌丛中，荒山草坡的有刺灌丛中较常见。分布于广西、广东、福建等地。

◆ **采收加工**　秋季挖取根部，除去泥沙，晒干，或去皮晒干。

◆ **药材性状**　根呈圆柱形，扭曲，常具茎残基，长短不一，直径0.5~3 cm。表面呈黄白色，光滑，具致密的细纵纹，切面呈黄白色至浅棕褐色，密布导管孔，具放射状纹理，有的可见年轮。质坚硬。气微，味苦、微辛。

◆ **饮片性状**　本品为不规则圆柱形厚片，直径0.5~3 cm，淡棕黄色，表面粗糙，具细密纵向沟纹。栓皮易脱落，脱落处显橙黄色。皮部易剥离，常有环状或

半环状横向断裂的缝隙，并露出黄白色
的木质部。质坚硬，难折断，折断时有
粉尘飞扬，断面纤维性，切断面木栓层、
韧皮部及木质部界线明显，木栓层橙黄
色，显层状；韧皮部红棕色或红褐色；
木质部黄白色，密布细孔眼，根茎片可
见。气特异，叶苦微辛。

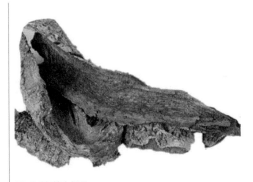

雷公藤药材图

◆ **粉末特征**　本品粉末呈淡黄色或
淡黄棕色，木纤维散在或成束，长梭形，
长 300~480（780）μm，直径 11~28 μm。
一种壁较薄，腔内含淀粉粒；另一种壁
略厚，壁孔明显。纤维胞腔内含黄色物
质。草酸钙方晶或棱晶多而大，呈棱形、
四面体、六面体或八面体等，大者可达
69.5 μm。木薄壁细胞壁孔明显，呈念珠
状增厚，内含淀粉粒。管胞多为螺纹或
孔纹，壁孔清晰可见。分泌细胞呈类圆
形或椭圆形，直径 27.8~42 μm，胞腔内
充满黄棕色物。木栓细胞呈多角形，有
的充满黄色或黄棕色物质。孔纹及网纹

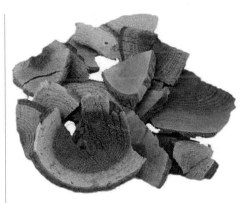

雷公藤饮片图

导管碎片甚多，常与木薄壁细胞或木纤维在一起。淀粉粒众多，类圆形，单个或
多个聚集，直径 2.8~8.4 μm，最大可达 17 μm，层纹有时可见，脐点呈点状、星状
或"人"字形。

◆ **性味归经**　辛、苦，性寒；有大毒。归肝、肾经。

◆ **功能主治**　祛风除湿、活血通络、消肿止痛、杀虫解毒。用于风湿痹痛，
关节僵硬，屈伸不利，腰膝酸痛，皮肤瘙痒，等。

◆ **用法用量**　1~5 g，先煎 2 h。外用适量，捣烂或研末外敷、调搽。

◆ **使用注意**　本品有大毒，内服慎用。外敷不可超过半小时。

◆ **贮藏**　用箱装，置阴凉干燥处，防潮，防蛀。

榼藤子

Ketengzi

◆ **来源** 本品系民族习用药材，为豆科植物榼藤〔*Entada phaseoloides* (Linn.) Merr.〕的干燥成熟种子。

◆ **生长环境与分布** 生于海拔600~1 600 m的山坡灌木丛中，以及混合林中。分布于福建、台湾、广东、海南、广西、云南等地。

◆ **采收加工** 秋、冬二季采收成熟果实，取出种子，干燥。

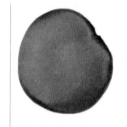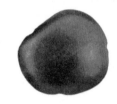

榼藤子药材图

◆ **药材性状** 本品为扁圆形或扁椭圆形，直径4~6 cm，厚1 cm。表面棕红色至紫褐色，具光泽，有细密的网纹，有的被棕黄色细粉。一端有略凸出的种脐。质坚硬。种皮厚约1.5 mm，种仁乳白色，子叶2。气微，味苦，嚼之有豆腥味。

◆ **饮片性状** 同药材。

◆ **性味归经** 微苦，凉；有小毒。入肝、脾、胃、肾经。

◆ **功能主治** 补气补血，健胃消食，除风止痛，强筋硬骨。用于水血不足，面色苍白，四肢无力，脘腹疼痛，纳呆食少；风湿肢体关节痿软疼痛，性冷淡。

◆ **用法用量** 10~15 g。

◆ **使用注意** 不宜生用。

◆ **贮藏** 置干燥处。

豨莶草

Xixiancao

◆ **来源** 本品为菊科植物豨莶（*Siegesbeckia orientalis* L.），腺梗豨莶（*S. pubescens* Makino）或毛梗豨莶（*S. glabrescens* Makino）的干燥地上部分。

◆ **生长环境与分布** 生于林缘、林下、荒野、路边。分布于东北、华北、华东、中南、西南等地。

◆ **采收加工** 夏、秋二季花开前和花期均可采割，除去杂质，晒干。

◆ **药材性状** 本品茎略呈方柱形，多分枝，长30~110 cm，直径0.3~1 cm；表面灰绿色、黄棕色或紫棕色，有纵沟和细纵纹，被灰色柔毛；节明显，略膨大；质脆，易折断，断面黄白色或带绿色，髓部宽广，类白色，中空。叶对生，叶片多皱缩、卷曲，展平后呈卵圆形，灰绿色，边缘有钝锯齿，两面皆有白色茸毛，主脉3出。有的可见黄色头状花序，总苞片呈匙形。气微，味微苦。

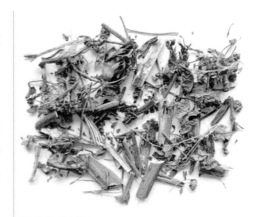

豨莶草药材图

◆ **饮片性状** 同药材。

◆ **粉末特征** 本品粉末呈黄绿色。叶上表皮细胞垂周壁略平直，可见少数气孔；下表皮细胞垂周壁呈波状弯曲，气孔不定式。叶上、下表皮多见非腺毛，常断裂，完整者1~8个细胞，有的细胞缢缩。头状大腺毛，头部类圆形或半圆形，由数十个至百余个细胞组成；柄部常断裂，细胞排成3~7列。叶下表皮可见双列细胞小腺毛，顶面观呈长圆形或类圆形，两两相对排列似气孔。花粉粒呈类圆形，直径18~32 μm，表面有刺状纹饰，具3孔沟。

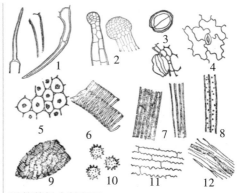

豨莶草粉末特征图
1.非腺毛 2.多列柄腺毛 3.腺毛 4.叶表皮 5.草酸钙簇晶 6.导管 7.果皮纤维 8.木纤维（茎） 9.种皮表皮细胞 10.花粉粒 11.花冠表皮细胞 12.分泌道

◆ **性味归经** 辛、苦，寒。归肝、肾经。

◆ **功能主治** 祛风湿，利关节，解毒。用于风湿痹痛，筋骨无力，腰膝酸软，四肢麻痹，半身不遂，风疹湿疮。

◆ **用法用量** 9~12 g。

◆ **使用注意** 阴血不足者忌服。

◆ **贮藏** 置通风干燥处。

翼首草

Yishoucao

◆ **来源** 本品系藏族习用药材，为川续断科植物匙叶翼首草 [*Pterocephalus hookeri*（C. B. Clarke）Höeck] 的干燥全草。

◆ **生长环境与分布** 生于海拔 1 800~4 800 m 的草地、路边及石隙等处。分布于西藏各地、青海、四川西部和北部、云南西北部等。

◆ **采收加工** 夏末秋初采挖，除去杂质，阴干。

◆ **药材性状** 本品根呈类圆柱形，长 5~20 cm，直径 0.8~2.5 cm；表面棕褐色或黑褐色，具扭曲的纵皱纹和黄白色点状须根痕，外皮易脱落；顶端常有数个麻花状扭曲的根茎丛生，有的上部密被褐色叶柄残基。体轻，质脆，易折断，断面不平坦，木部白色。叶基生，灰绿色，多破碎，完整叶片长披针形至长椭圆形，全缘，基部常羽状浅裂至中裂，两面均被粗毛。花茎被毛，头状花序近球形，直径 0.8~2.5 cm；花白色至淡黄色，萼片为羽毛状，多数。气微，味苦。

◆ **饮片性状** 同药材。

◆ **粉末特征** 本品粉末灰棕色或灰绿色。非腺毛单细胞，长 240~980 μm，壁较光滑，有的壁上有细小的疣状突起。草酸钙簇晶直径 12~56 μm，单个散在或存在于薄壁细胞中，有的 2~5 个排列成行。导管多为网纹导管、螺纹导管，直径 16~68 μm。花粉粒淡黄色，类圆球形或长圆形，直径 89~125 μm，外壁具刺状突起，有 3 个萌发孔。

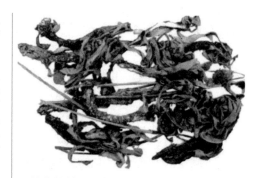

翼首草药材图

◆ **性味归经** 苦，寒；有小毒。

◆ **功能主治** 解毒除瘟，清热止痢，祛风通痹。

◆ **用法用量** 1~3 g。

◆ **使用注意** 脾胃虚寒者及孕妇忌用。

◆ **贮藏** 置通风干燥处。

藜 芦

Lilu

◆ **来源**　本品为百合科植物藜芦（*Veratrum nigrum* L.）的干燥根及根茎。

◆ **生长环境与分布**　生于海拔 1200~3300 m 的山坡林下或草丛中。分布于东北、河北、山东、河南、山西、陕西、内蒙古、甘肃、湖北、四川和贵州等地。

◆ **采收加工**　5~6 月未抽花茎前采挖，除去地上部分，洗净，晒干。

◆ **药材性状**　本品为圆柱形，长 2~4 cm，直径 0.7~1.5 cm；表面棕黄色或土黄色，上端残留棕色叶基维管束及鳞毛状物，形如蓑衣，俗称"藜芦穿蓑衣"，下方及四周生有多数细根。根细呈长圆柱形，略弯曲，长 10~20 cm，直径 1~4 mm，表面呈黄白色或灰褐色，有细密横皱纹，下端多纵皱纹；质坚脆，断面类白色，中心有淡黄色中柱，易与皮部分离。气微，味极苦，粉末有强烈的催嚏性。

◆ **饮片性状**　本品为段状。外表面呈黑褐色，有时根茎顶端可见残留有叶基、棕毛状纤维及簇生多数须根。须根直径 2~4 mm，表面呈灰黄色或灰褐色，有横纵纹。体轻，质脆，易折断。断面白色或黄白色，粉性。气微，微苦。

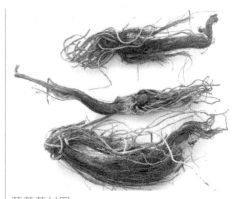

藜芦药材图

◆ **粉末特征**　本品粉末黄棕色或黄褐色。根表皮细胞呈黄色或黄绿色，类方形或类长方形。后生皮层细胞黄色或黄绿色，有时与石细胞相连，断面观呈类方形、类圆形或类多角形，直径 14.3~20 μm，垂周壁稍厚，壁稍弯曲，有不规则波状或瘤状增厚突入于细胞腔。草酸钙针晶束存在于叶基黏液细胞中或散在，针晶长 35.7~57.1 μm，直径约 2.1 μm。淀粉粒甚多，单粒呈类球形、多角形或不规则形，直径 5.7~22.9 μm，脐点呈裂缝状、星状、三叉状或点状；复粒由 2~5

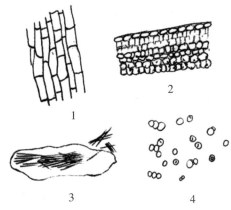

藜芦粉末特征图

1.根表皮细胞　2.后生皮层细胞　3.草酸钙针晶　4.淀粉粒

个分粒组成。尚可见石细胞。

◆ **性味归经**　辛、苦，寒；有毒。归肺、胃、肝经。

◆ **功能主治**　涌吐风痰，杀虫疗疮。用于中风痰涌，喉痹不通，癫痫等症。外用治疥癣秃疮。

◆ **用法用量**　0.3~0.6 g，水煎服。外用适量，研末或调敷。

◆ **使用注意**　孕妇忌服。反人参、沙参、丹参、玄参、苦参、细辛、芍药，恶大黄。

◆ **贮藏**　装在有盖容器，存放于阴凉干燥处。

土鳖虫

Tubiechong

◆ **来源** 本品为鳖蠊科昆虫地鳖（*Eupolyphaga sinensis* Walker）或冀地鳖 [*Steleophaga plancyi*（Boleny）] 的雌虫干燥体。

◆ **生长环境与分布** 多生活于潮湿温暖和有腐殖质的红苕窖、地窖、灶角、墙角及仓角的松土内、草屑中，以及牛棚、马厩近旁的阴湿垃圾中。分布于河南、河北、陕西、甘肃、青海及湖南等地。

◆ **采收加工** 捕捉后，置沸水中烫死，晒干或烘干。

◆ **药材性状** 地鳖 呈扁平卵形，长 1.3~3 cm，宽 1.2~2.4 cm。前端较窄，后端较宽，背部紫褐色，具光泽，无翅。前胸背板较发达，盖住头部；腹背板 9 节，呈覆瓦状排列。腹面红棕色，头部较小，有丝状触角 1 对，常脱落，胸部有足 3 对，具细毛和刺。腹部有横环节。质松脆，易碎。气腥臭，味微咸。

冀地鳖 长 2.2~3.7 cm，宽 1.4~2.5 cm。背部黑棕色，通常在边缘带有淡

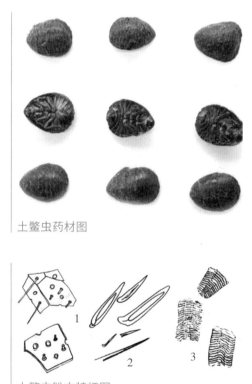

土鳖虫药材图

土鳖虫粉末特征图
1. 体壁碎片 2. 刚毛 3. 横纹肌纤维

黄褐色斑块及黑色小点。

◆ **饮片性状**　同药材。

◆ **粉末特征**　本品粉末呈灰棕色。体壁碎片呈深棕色或黄色，表面有不规则纹理，其上着生短粗或细长刚毛，常可见刚毛脱落后的圆形毛窝，直径5~32 μm；刚毛呈棕黄色或黄色，先端锐尖或钝圆，长12~270 μm，直径10~32 μm，有的具纵直纹理。横纹肌纤维无色或呈淡黄色，常碎断，有细密横纹，平直或呈微波状，明带较暗带为宽。

◆ **性味归经**　咸，寒；有小毒。归肝经。

◆ **功能主治**　破血逐瘀，续筋接骨。用于跌打损伤，筋伤骨折，血瘀经闭，产后瘀阻腹痛，癥瘕痞块。

◆ **用法用量**　3~10 g。

◆ **使用注意**　孕妇禁用。

◆ **贮藏**　置通风干燥处，防蛀。

干　蟾

Ganchan

◆ **来源**　本品为蟾蜍科动物中华大蟾蜍（*Bufo bufo gargarizans* Cantor）或黑眶蟾蜍（*B. melanostictus* Schneider）的干燥全体。

◆ **生长环境与分布**　生活在泥土中或栖居在石下或草间，夜出觅食；或栖息于潮湿草丛，夜间或雨后常见。产于河北、山东、四川、湖南、江苏、浙江等地。此外，辽宁、湖北、新疆亦产。

◆ **采收加工**　于夏、秋二季捕捉，杀死。

◆ **药材性状**　本品呈矩圆形，扁平，结粗壮，长7~10 cm，宽约4 cm。头略呈钝三角形。外皮粗糙，多疣状突起，背部呈灰褐色，腹部呈黄白色，有明显的黑色斑纹。四肢屈曲向外伸出，前肢较

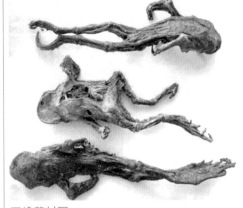

干蟾药材图

长，后肢粗大，趾间蹼不发达。除去内脏者呈扁片状，可见突起的中央脊椎。质韧，不易折断。气腥臭，味咸而麻舌。

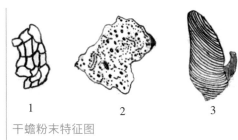

干蟾粉末特征图
1. 外表皮表面观　2. 表面细小颗粒状分泌物
3. 横纹肌纤维

◆ **饮片性状**　干蟾　本品为不规则的块或片。外表面灰绿色或绿棕色，有瘰疣，腹腔内面灰黄色，有黑斑。有的可见到骨骼及皮膜。有腥味。

烫干蟾　本品为不规则的块。表面鼓起，显焦黄色，类表面色泽较深，质轻而脆。气微腥，略具焦臭。

◆ **粉末特征**　本品粉末灰棕色或灰白色。外表皮表面观淡黄色、无色或棕色，呈多角形网格样纹理，表面有灰棕色细小颗粒状分泌物堆积。横纹肌纤维无色，多破碎，有细密纹痕，平直或呈微波状。

◆ **性味归经**　甘、辛，凉；有小毒。归心、肝、脾、肺经。

◆ **功能主治**　消肿解毒，止痛，利尿。用于慢性气管炎，痈疖疔疮，咽喉肿痛，水肿，小便不利。

◆ **用法用量**　3~6 g。内服：煎汤或入丸、散，研末。外用：烧存性，研末敷或熬膏摊贴。

◆ **使用注意**　表热、虚脱者忌用；孕妇忌用；年老体弱者及小儿宜注意控制剂量。

◆ **贮藏**　置干燥处。

水 蛭

Shuizhi

◆ **来源**　本品为水蛭科动物蚂蟥（*Whitmania pigra* Whitman），水蛭（*Hirudo nipponica* Whitman）或柳叶蚂蟥（*W. acranulata* Whitman）的干燥全体。

◆ **生长环境与分布**　生活在水田、河流、稻田、湖沼、沟渠、浅水污秽坑塘等处。分布于吉林、辽宁、河北、内蒙古、宁夏、甘肃、陕西等地。

◆ **采收加工**　夏、秋二季捕捉，用沸水烫死，晒干或低温干燥。

◆ **药材性状**　蚂蟥　呈扁平纺锤形，有多数环节，长4~10 cm，宽0.5~2 cm。

背部黑褐色或黑棕色，稍隆起，用水浸后，可见黑色斑点排成5条纵纹；腹面平坦，棕黄色。两侧棕黄色，前端略尖，后端钝圆，两端各具1吸盘，前吸盘不显著，后吸盘较大。质脆，易折断，断面胶质状。气微腥。

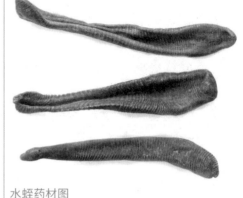

水蛭药材图

水蛭　扁长圆柱形，体多弯曲扭转，长2~5 cm，宽0.2~0.3 cm。

柳叶蚂蟥　狭长而扁，长5~12 cm，宽0.1~0.5 cm。

◆ **饮片性状**　同药材。

◆ **性味归经**　咸、苦，平；有小毒。归肝经。

◆ **功能主治**　破血通经，逐瘀消癥。用于血瘀经闭，癥瘕痞块，中风偏瘫，跌扑损伤。

◆ **用法用量**　1~3 g。

◆ **使用注意**　孕妇禁用。

◆ **贮藏**　置干燥处，防蛀。

金钱白花蛇

Jinqianbaihuashe

◆ **来源**　本品为眼镜蛇科动物银环蛇（*Bungarus multicinctus* Blyth）的幼蛇干燥体。

◆ **生长环境与分布**　栖息于平原及山脚多水之处。主产于广东、广西、浙江、江西等地。广东、江西等省大量养殖。

◆ **采收加工**　夏、秋二季捕捉，剖开腹部，除去内脏，擦净血迹，用乙醇浸泡处理后，盘成圆形，用竹签固定，干燥。

◆ **药材性状**　本品呈圆盘状，盘径3~6 cm，蛇体直径0.2~0.4 cm。头盘在中间，尾细，常纳口内，口腔内上颌骨前端有毒沟牙1对，鼻间鳞2片，无颊鳞，上下唇鳞通常各7片。背部黑色或灰黑色，有白色环纹45~58个，黑白相间，白环纹在背部宽1~2行鳞片，向腹面渐增宽，黑环纹宽3~5行鳞片，背正中明显突起一条脊棱，脊鳞扩大呈六角形，背鳞细密，通身15行，尾下鳞单行。气微腥，味微咸。

金钱白花蛇药材图

- ◆ **饮片性状** 同药材。
- ◆ **性味归经** 甘、咸，温；有毒。归肝经。
- ◆ **功能主治** 祛风，通络，止痉。用于风湿顽痹，麻木拘挛，中风口眼㖞斜，半身不遂，抽搐痉挛，破伤风，麻风，疥癣。
- ◆ **用法用量** 2~5 g。研粉吞服1~1.5 g。
- ◆ **使用注意** 阴虚内热者及孕妇忌用。
- ◆ **贮藏** 置干燥处，防霉，防蛀。

全 蝎

Quanxie

- ◆ **来源** 本品为钳蝎科动物东亚钳蝎（*Buthus martensii* Karsch）的干燥体。
- ◆ **生长环境与分布** 大多生活于片状岩杂以泥土的山坡，不干不湿、植被稀疏、覆盖有草和灌木的环境。主产于河南、山东、河北、辽宁等地。湖北、安徽、云南、浙江、陕西等地亦产。
- ◆ **采收加工** 春末至秋初捕捉，除去泥沙，置沸水或沸盐水中，煮至全身僵硬，捞出，置通风处，阴干。
- ◆ **药材性状** 本品头胸部与前腹部呈扁平长椭圆形，后腹部呈尾状，皱缩弯曲，完整者体长约6 cm。头胸部呈绿褐色，前面有1对短小的螯肢和1对较长大的钳状脚须，形似蟹螯，背面覆有梯形背甲，腹面有足4对，均为7节，末端各具2爪钩；前腹部由7节组成，第7节色深，背甲上有5条隆脊线。背面绿褐色，后腹部棕黄色，6节，节上均有纵沟，末

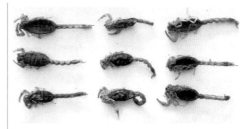

全蝎药材图

节有锐钩状毒刺，毒刺下方无距。气微
腥，味咸。

◆ **饮片性状**　同药材。

◆ **粉末特征**　本品粉末黄棕色或淡
棕色。体壁碎片外表皮表面观呈多角形
网格样纹理，表面密布细小颗粒，可见
毛窝、细小圆孔和淡棕色或近无色的瘤
状突起；内表皮无色，有横向条纹，内、
外表皮纵贯较多长短不一的微细孔道。
刚毛红棕色，多碎断，先端锐尖或钝圆，
具纵直纹理，髓腔细窄。横纹肌纤维多

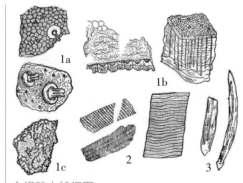

全蝎粉末特征图
1.体壁碎片（a.外表皮表面观　b.断面观
c.未古化外表皮）　2.横纹肌纤维　3.刚毛

碎断，明带较暗带宽，明带中有一暗线，暗带有致密的短纵纹理。

◆ **性味归经**　辛，平；有毒。归肝经。

◆ **功能主治**　息风镇痉，通络止痛，攻毒散结。用于肝风内动，痉挛抽搐，
小儿惊风，中风口㖞，半身不遂，破伤风，风湿顽痹，偏正头痛，疮疡，瘰疬。

◆ **用法用量**　3~6 g。

◆ **使用注意**　孕妇禁用。

◆ **贮藏**　置干燥处，防蛀。

红娘子

Hongniangzi

◆ **来源**　本品为蝉科昆虫黑翅红娘子（*Huechys sanguinea* De Geer）或褐翅红
娘子（*H. philaemata* Fabricius）的干燥体。

◆ **生长环境与分布**　黑翅红娘子多生于中山区未开垦的荒地上，常栖于草
间、矮树上，主要产于江苏、浙江、福建、广东、广西、四川、台湾等地。褐翅
红娘子主产于江苏、浙江、安徽、山西、福建、广东、广西、四川、海南、云南
等地。野生或人工养殖均有。

◆ **采收加工**　夏、秋二季捕捉，蒸死或焖死，晒干或烘干。

◆ **药材性状**　黑翅红娘子　本品呈长圆形，似蝉而形较小，全体具蜡样光

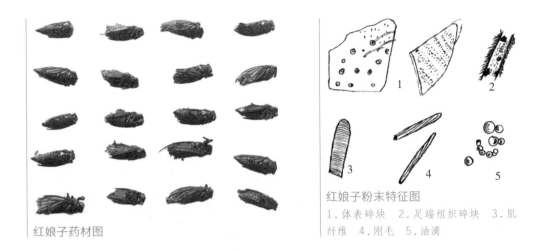

红娘子药材图

红娘子粉末特征图
1.体表碎块　2.足端组织碎块　3.肌纤维　4.刚毛　5.油滴

泽，体长15~25 mm，宽5~7 mm。头黑色，复眼褐色，突起，成半球形，单眼3个，淡红色，基部全被黑色长毛。胸部黑色，中胸背两侧有一个较大的朱红色斑块，前翅黑色，翅脉黑褐色；后翅淡褐色，透明，翅脉黑褐色，腹部朱红色。

褐翅红娘子　形状、习性与黑翅红娘子相同，其特点为前翅褐色，后翅淡褐色，半透明。

◆ **饮片性状**　同药材。

◆ **粉末特征**　本品粉末呈棕褐色或棕红色。体表碎块极多，为本品粉末的主体，呈不规则块片状，颇具棱角，淡黄色或淡棕黄色，表面可见丹红色、玫瑰色的颗粒状红斑，有些碎块表面可见短小的刺状毛突，单根或3根并列，长度1 μm。足端组织碎块呈颗粒状，外壁增厚，棕黄色，内部含有较多类立方形晶体，外表着生密集短毛，毛长几微米。肌纤维呈板片状，微透明，表面见细顺纹，有时还可见波状纹。体表刚毛呈长披针形，微弯、端尖，直径1 μm，表面呈棕褐色，具少量纵条纹。油滴易见，淡黄色，多相聚成团。

◆ **性味归经**　苦、辛，平；有毒。归肝经。

◆ **功能主治**　具有攻毒、通瘀破积的功效。用于瘰疬结核，疥癣恶疮。

◆ **用法用量**　内服：0.15~0.30 g；炒、炙后研末入丸、散剂。外用适量，研末贴敷或调涂。

◆ **使用注意**　气血弱、无瘀滞者及孕妇忌服。

◆ **贮藏**　置干燥处。

虻 虫

Mengchong

◆ **来源**　本品为虻科昆虫复带虻（*Tabanus bivittatus* Matsum）或鹿虻（*T. chrysurus* Loew.）的干燥雌虻成虫。

◆ **生长环境与分布**　平常居于草丛及树林中。性喜阳光，多在白昼活动。全国大部分地区均有分布。产于广西、四川、浙江、江苏、湖南、湖北、山西、河南、辽宁等地。

◆ **采收加工**　6~8月间捕捉。用蝇拍轻轻拍取，用线串起，晒干或阴干。

虻虫药材图

◆ **药材性状**　本品干燥的虫体呈长椭圆形，长1.5~2 cm，宽5~10 mm。头部呈黑褐色，复眼大多已经脱落；胸部黑褐色，背面呈壳状而光亮，翅长超过尾部；胸部下面突出，黑棕色，具足3对，多碎断。腹部棕黄色，有6个体节。质松而脆，易破碎。气臭，味苦咸。以个大、完整、无杂质者为佳。

◆ **饮片性状**　同药材。

◆ **粉末特征**　本品粉末棕褐色，体壁碎片浅黄色、黄棕色、红褐色，常可见刚毛脱落后的圆形毛窝；刚毛黑褐色，先端锐尖，横纹肌纤维无色或淡黄色，常碎断，有细密横纹，平直或呈微波状。

◆ **性味归经**　苦，凉；有毒。入肝经。

◆ **功能主治**　逐瘀，破积，通经。治癥瘕，积聚，少腹蓄血，血滞经闭，扑损瘀血。

◆ **用法用量**　内服：煎汤，2.5~5 g；研末0.5~1 g；或入丸、散。

◆ **使用注意**　孕妇忌服。

◆ **贮藏**　置干燥处。

斑 蝥

Banmao

◆ **来源** 本品为芫青科昆虫南方大斑蝥（*Mylabris phalerata* Pallas）或黄黑小斑蝥（M. scichorii Linnaeus）的干燥体。

◆ **生长环境与分布** 喜群集栖息和取食。复变态，幼虫共6龄，成虫4~5月开始为害植物的顺、芽及花等器官，7~8月最烈，多损伤大豆、花生、茄子及棉花等。主产于河南、广西、安徽、四川、贵州、湖南、云南、江苏等地。以河南、广西产量较大。

◆ **采收加工** 夏、秋二季捕捉，焖死或烫死，晒干。

◆ **药材性状** 南方大斑蝥 呈长圆形，长1.5~2.5 cm，宽0.5~1 cm。头及口器向下垂，有较大的复眼及触角各1对，触角多已脱落。背部具革质鞘翅1对，黑色，有3条黄色或棕黄色的横纹；鞘翅下面有棕褐色薄膜状透明的内翅2片。胸腹部乌黑色，胸部有足3对。有特殊的臭气。

黄黑小斑蝥 体型较小，长1~1.5 cm。

◆ **饮片性状** 同药材。

◆ **粉末特征** 本品粉末棕褐色。体壁碎片呈黄白色至棕褐色，表面隐见斜向纹理，可见短小的刺、刚毛或刚毛脱落后留下的凹窝。刚毛多碎断，棕褐色或棕红色，完整者平直或呈镰刀状弯曲，先端锐尖；表面可见斜向纵纹。横纹肌纤维碎块近无色或淡黄棕色，表面可有明暗相间的波状纹理；侧面观常数条成束，表面淡呈黄棕色或黄白色，可见顺直纹理。气管壁碎片不规则，条状增厚壁呈棕色

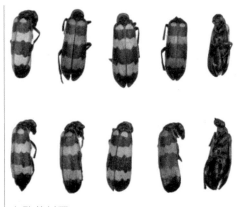

斑蝥药材图

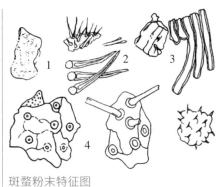

斑蝥粉末特征图
1.体壁碎片 2.刚毛 3.横状肌纤维 4.鞘翅碎片

或深棕色螺旋状。鞘翅碎片淡棕黄色或棕红色，角质呈不规则形，表面有稀疏刚毛及凹陷的圆形环，直径28~120 μm。

◆ **性味归经**　辛，热；有大毒。归肝、胃、肾经。

◆ **功能主治**　破血逐瘀，散结消癥，攻毒蚀疮。用于癥瘕，经闭，顽癣，瘰疬，赘疣，痈疽不溃，恶疮死肌。

◆ **用法用量**　0.03~0.06 g，炮制后多入丸散用。外用适量，研末或浸酒醋，或制油膏涂敷患处，不宜大面积用。

◆ **使用注意**　本品有大毒，内服慎用；孕妇禁用。

◆ **贮藏**　置通风干燥处，防蛀。

蜈　蚣

Wugong

◆ **来源**　本品为蜈蚣科动物少棘巨蜈蚣（*Scolopendra subspinipes mutilans* L. Koch）的干燥体。

◆ **生长环境与分布**　栖息于丘陵地带和多砂土的低山区，喜欢在温暖的地方，以小型昆虫及其卵等为食；或栖息于自然村落附近的山坡、田畔、路旁岩石间，或朽木及草丛中。全国各地多有分布。主产于江苏、浙江、湖北、湖南、安徽、河南、陕西等地。

◆ **采收加工**　春、夏二季捕捉，用竹片插入头尾，绷直，干燥。

◆ **药材性状**　本品呈扁平长条形，长9~15 cm，宽0.5~1 cm。由头部和躯干部组成，全体共22个环节。头部暗红色或红褐色，略有光泽，有头板覆盖，头板近圆形，前端稍突出，两侧贴有颚肢一对，前端两侧有触角一对。躯干部第一背板与头板同色，其余20个背板为棕绿色或墨绿色，具光泽，自第4背板至第20背板上常有2条纵沟线；腹部淡黄色或棕黄色，皱缩；自第2节起，每节两侧有步足1对；步足呈黄色或红褐色，偶有黄白色，呈弯钩形，最末1对步足尾状，故又称"尾足"，易脱落。质脆，断面有裂隙。气微腥，有特殊刺鼻的臭气，味辛、微咸。

◆ **饮片性状**　本品形如药材，呈段状，棕褐色或灰褐色，具焦香气。

◆ **粉末特征**　本品粉末呈黄绿色或灰黄色，气微腥，有特殊刺鼻的臭气，味辛、微。体壁碎片呈黄棕色或淡黄棕色，用水合氯醛液透化后显淡黄色或近无色。

表面观外表皮表面有多角形网格样纹理，直径5~14 μm，排列整齐，其下散布细小圆孔，有的（在腹部）细小圆孔边缘微拱起，单个散布或2~4个集成群，大小不一，排列不规则；横断面观外表皮棕色，有光泽，有的隐约可见纵纹理，内表皮无色，有横向条纹，内、外表皮纵贯较多长短不一的微细孔道。横纹肌纤维无色或淡棕色，多碎断。侧面观呈薄片状，明暗相间纹理隐约可见，有的较明显，纹理呈斜形、弧形、水波纹形或稍平直，暗带较窄，有致密的短纵纹，断面观成群或散在，多角形、扁平形或条形，表面较平整。气管壁碎片较平直或略弧形，具棕色或深棕色的螺旋丝，螺旋丝宽1~5 μm，排列呈栅状或弧圈状，丝间有近无色或淡灰色小斑点。有时可见较细气管，具分枝，螺旋丝较细小。此外，脂肪油滴淡黄色，散在。

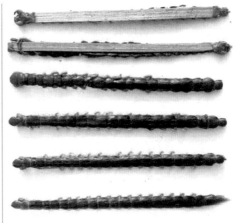

蜈蚣药材图

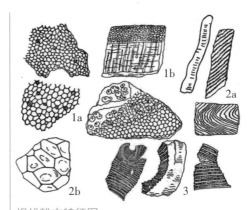

蜈蚣粉末特征图

1.体壁碎片（a.表面观　b.断面观）　2.横纹肌纤维（a.侧面观　b.断面观）　3.气管壁碎片

　　◆ **性味归经**　辛，温；有毒。归肝经。

　　◆ **功能主治**　息风镇痉，通络止痛，攻毒散结。用于肝风内动，痉挛抽搐，小儿惊风，中风口喝，半身不遂，破伤风，风湿顽痹，偏正头痛，疮疡，瘰疬，蛇虫咬伤。

　　◆ **用法用量**　3~5 g。

　　◆ **使用注意**　孕妇禁用。

　　◆ **贮藏**　置干燥处，防霉，防蛀。

蕲 蛇

Qishe

◆ **来源**　本品为蝰科动物五步蛇［*Agkistrodon acutus*（Güenther）］的干燥体。

◆ **生长环境与分布**　大多栖生于300~800 m的山谷溪涧附近的岩石缝，落叶，草丛，茶山玉米地，山区稻田，柴火堆及树根部的洞穴中。全国各地均产。

◆ **采收加工**　多于夏、秋二季捕捉，剖开蛇腹，除去内脏，洗净，用竹片撑开腹部，盘成圆盘状，干燥后拆除竹片。

◆ **药材性状**　本品呈圆盘状，盘径17~34 cm，体长可达2 m。头在中间稍向上，呈三角形而扁平，吻端向上的习称"翘鼻头"。上腭有管状毒牙，中空尖锐，背部两侧各有黑褐色与浅棕色组成的"V"形斑纹17~25个，其"V"形的两上端在背中线上相接的习称"方胜纹"，有的左右不相接，呈交错排列。腹部撑开或不撑开，灰白色，鳞片较大，有黑色类圆形斑点的习称"连珠斑"；腹内壁呈黄白色，脊椎骨的棘突较高，呈刀片状上突，前后椎体下突基本同形，多为弯刀状，向后倾斜，尖端明显超过椎体后隆面。尾部骤细，末端有三角形深灰色的角质鳞片1枚。气腥，味微咸。

◆ **饮片性状**　蕲蛇　本品呈段状，长2~4 cm，背部呈黑褐色，表皮光滑，有明显的鳞斑，可见不完整的方胜纹。腹部可见白色的肋骨，呈黄白色、淡黄色或黄色。断面中间可见白色菱形的脊椎骨，脊椎骨的棘突较高，棘突两侧可见淡黄色的肉块，棘突呈刀片状上突，前后椎体下突基本同形，多为弯刀状。肉质松散，轻捏易碎。气腥，味微咸。

蕲蛇肉　本品呈条状或块状，长2~5 cm，可见深黄色的肉条及黑褐色的皮。

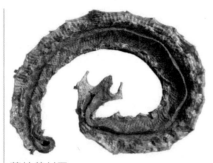

蕲蛇药材图

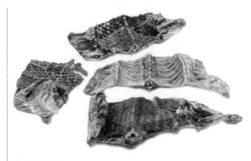

蕲蛇饮片图

肉条质地较硬，皮块质地较脆。有酒香气，味微咸。

　　酒蕲蛇　本品形如蕲蛇段，表面棕褐色或黑色，略有酒气。气腥，味微咸。

　　◆　**粉末特征**　本品粉末淡黄色至黄白色，角质鳞片淡黄色或近无色，侧面观具半圆形或乳头状凸起，表面观呈类圆形、卵形或类多角形隆起，覆瓦状排列，直径9~53 μm，密布淡灰色或淡棕色细颗粒状物。表皮细胞近无色或淡黄色，

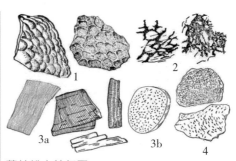

蕲蛇粉末特征图
1.角质鳞片　2.表皮　3.横状肌纤维（a.侧面观　b.断面观）　4.骨碎片

细胞界线不明显，密布深棕色色素颗粒，多聚集成不规则网状或分枝状。横纹肌纤维较多，无色，多碎断；侧面观多呈薄片状，边缘较平直，完整者直径15~289 μm，有细密横纹，横纹平直或微波状，有的不清晰。骨碎片较多，近无色或淡棕色，呈不规则碎块，骨陷窝呈类圆形或梭形，大多同一方向排列，少数排列不规则，骨小管较细。

　　◆　**性味归经**　甘、咸，温；有毒。归肝经。

　　◆　**功能主治**　祛风，通络，止痉。用于风湿顽痹，麻木拘挛，中风口眼㖞斜，半身不遂，抽搐痉挛，破伤风，麻风，疥癣。

　　◆　**用法用量**　3~9 g；研末吞服，一次1~1.5 g，一日2~3次。

　　◆　**使用注意**　蕲蛇制剂可能引起少数人的过敏反应。

　　◆　**贮藏**　置干燥处，防霉，防蛀。

蟾　酥

Chansu

　　◆　**来源**　本品为蟾蜍科动物中华大蟾蜍（*Bufo bufo gargarizans* Cantor）或黑框蟾蜍（*B. melanostictus* Schneider）的干燥分泌物。

　　◆　**生长环境与分布**　生活在泥土中或栖居在石下或草间，夜出觅食，或栖息于潮湿草丛，夜间或雨后常见。产于河北、山东、四川、湖南、江苏、浙江等地。此外，辽宁、湖北、新疆亦产。

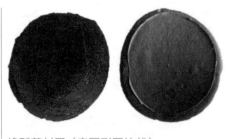
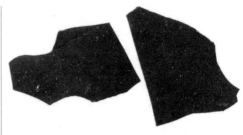

蟾酥药材图（扁圆形团块状）　　　　蟾酥药材图（片状）

◆ **采收加工**　多于夏、秋二季捕捉蟾蜍，洗净，挤取耳后腺和皮肤腺的白色浆液，加工，干燥。

◆ **药材性状**　本品呈扁圆形团块状或片状。棕褐色或红棕色。团块状者质坚，不易折断，断面棕褐色，角质状，微有光泽；片状者质脆，易碎，断面红

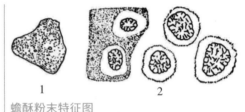

蟾酥粉末特征图
1.甘油水装片　2.浓硫酸装片，呈逐渐溶解状态

棕色，半透明。气微腥，味初甜而后有持久的麻辣感，粉末嗅之作嚏。

◆ **饮片性状**　蟾酥粉　本品为棕黄色至棕褐色粉末。气微腥，味初甜而后有持久的麻辣感，嗅之作嚏。

◆ **粉末特征**　本品粉末淡棕色。用甘油水装片，在显微镜下观察呈半透明不规则形碎块。用水合氯醛液装片，并加热，则碎块透明并渐熔化。用浓硫酸装片，则显橙黄色或橙红色，碎块四周逐渐溶解缩小，呈透明类圆形小块，显龟裂斑纹，放置后，渐溶解消失。

◆ **性味归经**　辛，温；有毒。归心经。

◆ **功能主治**　解毒，止痛，开窍醒神。用于痈疽疔疮，咽喉肿痛，中暑神昏，痧胀腹痛吐泻。

◆ **用法用量**　0.015~0.030 g，多入丸散用。外用适量。

◆ **使用注意**　孕妇慎用。

◆ **贮藏**　置干燥处，防潮。

白 矾

Baifan

◆ **来源** 本品为硫酸盐类矿物明矾石经加工提炼制成。主含含水硫酸铝钾 [KAl（SO₄）₂·12H₂O]。

◆ **生长环境与分布** 常为碱性长石受低温硫酸盐溶液的作用变质而成，多产于火山岩中。分布于甘肃、河北、安徽、福建、山西、湖北、浙江等地。

◆ **采收加工** 采得后，打碎，用水溶解，收集溶液，蒸发浓缩，放冷后即析出结晶。

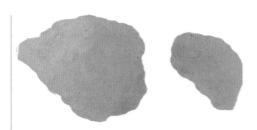

白矾药材图

◆ **药材性状** 本品呈不规则的块状或粒状。无色或淡黄白色，透明或半透明。表面略平滑或凹凸不平，具细密纵棱，有玻璃样光泽。质硬而脆。气微，味酸、微甘而极涩。

◆ **饮片性状** 白矾 同药材。

枯矾 本品呈不规则的块状、颗粒或粉末。白色或淡黄白色，无玻璃样光泽。不规则块状，表面粗糙，凹凸不平或呈蜂窝状。体轻，质疏松而脆，手捻易碎，有颗粒感。气微，味微甘而极涩。

◆ **粉末特征** 透射偏光镜下：无色透明。负突起；折射率 N=1.4564。均

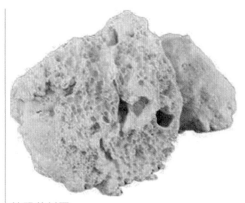

枯矾药材图

质体。

◆ **性味归经**　酸、涩，寒。归肺、脾、肝、大肠经。

◆ **功能主治**　白矾外用解毒杀虫，燥湿止痒；内服止血止泻，祛除风痰。外治用于湿疹，疥癣，脱肛，痔疮，聤耳流脓；内服用于久泻不止，便血，崩漏，癫痫发狂。枯矾收湿敛疮，止血化腐。用于湿疹湿疮，脱肛，痔疮，聤耳流脓，阴痒带下，鼻衄齿衄，鼻息肉。

◆ **用法用量**　0.6~1.5 g。外用适量，研末敷或化水洗患处。

◆ **使用注意**　孕妇禁用。

◆ **贮藏**　置干燥处。

朱 砂

Zhusha

◆ **来源**　本品为硫化物类矿物辰砂族辰砂，主含硫化汞（HgS）。

◆ **生长环境与分布**　常出现于矿脉，产于石灰岩、板岩、砂岩中。主产于贵州、湖南、四川、广西、云南等地。

◆ **采收加工**　采挖后，选取纯净者，用磁铁吸尽含铁的杂质，再用水淘去杂石和泥沙。

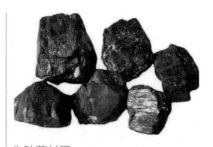

朱砂药材图

◆ **药材性状**　本品为粒状或块状集合体，呈颗粒状或块片状。鲜红色或暗红色，条痕红色至褐红色，具光泽。体重，质脆，片状者易破碎，粉末状者有闪烁的光泽。气微，味淡。

◆ **饮片性状**　朱砂　同药材。

朱砂粉　本品为朱红色极细粉末，体轻，以手指撮之无粒状物，以磁铁吸之，无铁末。

◆ **粉末特征**　取本品粉末，用盐酸湿润后，在光洁的铜片上摩擦，铜片表面显银白色

朱砂饮片图

光泽，加热烘烤后，银白色即消失。

◆ **性味归经** 甘，微寒；有毒。归心经。

◆ **功能主治** 清心镇惊，安神，明目，解毒。用于心悸易惊，失眠多梦，癫痫发狂，小儿惊风，视物昏花，口疮，喉痹，疮疡肿毒。

◆ **用法用量** 0.1~0.5 g，多入丸散服，不宜入煎剂。外用适量。

◆ **使用注意** 本品有毒，不宜大量服用，也不宜少量久服；孕妇及肝肾功能不全者禁用。

◆ **贮藏** 置干燥处。

信 石

Xinshi

◆ **来源** 本品为氧化物类矿物砷华的矿石，主含三氧化二砷（As_2O_3）。

◆ **生长环境与分布** 毒砂 在地表易风化成臭葱石等土状风化物，表面为褐黄、黄白、灰白、绿、红褐、黄褐、黑褐等色，被膜覆盖处，光泽暗淡，硬度低于小刀甚至指甲。呵气于臭葱石等土状风化物上，可闻到带砷的臭味。火烧之有升华物，伴发蒜臭气并熔成磁性小球。产出于硫化物矿脉中，或粒状分散于矿脉及围蚀变带中，此时多与白色绢云母、铜黄色"金星状"黄铁矿共存。除古产地陕西、湖北、河南、四川、甘肃、辽宁、山西等仍有产出外，山东、江西、广东、广西、湖南、吉林、青海、西藏、内蒙古、新疆等地亦有产出。

雄黄 主要为低温热液、火山热液矿床中的典型矿物，与雌黄紧密共生。还见于温泉沉积和硫质喷气孔的沉积物里。偶尔发现于煤层和褐铁矿层中，为有机质分解所产生的硫化氢与含砷溶液作用的产物。主产于甘肃、湖北、湖南、四川、贵州、云南等地。

雌黄 产于低温热液矿床中，温泉及火山附近也有存在，形成条件完全与雄黄相似，并且与雄黄辉锑矿等密切共生。主产于甘肃、湖北、湖南、四川、贵州、云南等地。

砷华 主产于江西、湖南、广东、贵州等地。

◆ **采收加工** 目前多为毒砂、雄黄等含砷矿石的加工制成品。少数选取天然的砷华矿石，多数为加工制成。

◆ **药材性状**　红信石　又名红矾、红砒。为不规则的块状，大小不一。白色，有黄色和红色彩晕，略透明或不透明，光泽玻璃状、绢丝状或无光泽。质脆，易砸碎。气无。本品极毒，不可口尝。以块状、色红润、有晶莹直纹、无渣滓者为佳。

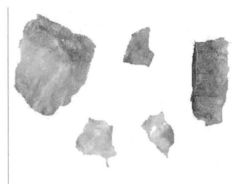

白信石药材图

白信石　又名白砒。为不规则的块状，大小不一，无色或白色，透明或不透明，光泽玻璃状、绢丝状或无光泽。质脆，易砸碎，气无。本品极毒，不可口尝。以块状、色白、有晶莹直纹、无渣滓者为佳。

◆ **饮片性状**　不规则的碎粒或粉末。白砒白色，红砒粉红色，有黄色与红色的彩晕，略透明或不透明，具玻璃样或绢丝样光泽。质脆。气微，烧之有蒜样臭气。

◆ **粉末特征**　本品粉末黄色至淡红色。不规则薄片或多面体，半透明。

◆ **性味归经**　味辛、酸，性热；有毒。归肺、脾、胃、大肠经。

◆ **功能主治**　蚀疮去腐，杀虫，祛痰定喘，截疟。用于痔疮，瘰疬，溃疡腐肉不脱，走马牙疳，顽癣，寒痰哮喘，疟疾。

◆ **用法用量**　外用：适量，研末撒；或调敷。内服：入丸、散，每次1~3 mg。

◆ **使用注意**　用时宜慎，体虚及孕妇、哺乳妇女禁服，肝肾功能损害者禁服。应严格控制剂量，单用要加赋形剂。外敷面积不宜过大。注意防止中毒。

◆ **贮藏**　置干燥处。

胆　矾

Danfan

◆ **来源**　本品为三斜晶系胆矾的矿石，或为人工制品，主要含五水硫酸铜（$CuSO_4 \cdot 5H_2O$）。开采铜、铅、锌等矿物时选取或用化学方法制得。

◆ **生长环境与分布**　常产于铜矿的次生氧化带中。主产于云南、山西、江西、广东、陕西和甘肃等地。

◆ **采收加工** 可于铜矿中挖得，选择蓝色透明的结晶，即得。人工制造者，可用硫酸作用于铜片或氧化铜而制得。

◆ **药材性状** 本品为不规则的块状结晶体，大小不一。深蓝或浅蓝色，半透明。似玻璃光泽。质脆，易碎，碎块呈棱柱形，断面光亮。无臭，味涩，能令人作呕。以块大、深蓝色、透明、无杂质者为佳。露置于干燥空气中，缓缓风化。加热烧之，则失去结晶水，变成白色，遇水则又变蓝色。易溶于水及甘油，不溶于乙醇。水溶液显铜盐及硫酸盐的各种特殊反应。

◆ **饮片性状** 胆矾 本品呈不规则的块状，大小不一。深蓝色或淡蓝色，半透明，有玻璃样光泽。质脆，易碎，碎块呈棱柱状。无臭，味涩。

煅胆矾 本品呈白色粉末状。

◆ **粉末特征** 透射偏光镜下：呈小板状及片状；无色至淡蓝色。折射率：N_p =1.514，N_m=1.537，N_g=1.543；双折射率：N_g-N_p=0.029。斜消光；正延长符号：$2V≈90°$。

◆ **性味归经** 酸辛，寒；有毒。入肝、胆经。

◆ **功能主治** 催吐，祛腐，解毒。治风痰壅塞，喉痹，癫痫，牙疳，口疮，烂弦风眼，痔疮，肿毒。

◆ **用法用量** 内服：入丸、散，0.5~1 g。外用：研末撒或调敷，或以水溶化洗眼。

◆ **使用注意** 体虚者忌服。

◆ **贮藏** 置干燥处，密闭。

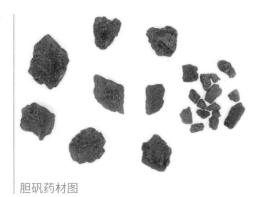

胆矾药材图

密陀僧

Mituoseng

◆ **来源** 本品为铅矿石加工制成的氧化铅，主含氧化铅（PbO）。

◆ **生长环境与分布** 方铅矿是自然界分布最广的铅矿物，并常含银。形成于不同温度的热液过程，其中以中温热液过程为主要，经常与闪锌矿一起形成铅锌硫化物矿床。主要产于广东、湖南、湖北、福建等地。

◆ **采收加工**　以往取白方铅矿提炼银、铅时沉积于炉底的副产品。目前系将铅熔融后，用长铁棍在熔铅中旋转几次，部分熔铅黏附于铁棍上。然后取出浸入冷水中，熔铅冷却后变成氧化铅固体，即为密陀僧。

◆ **药材性状**　本品为不规则的块状，大小不一。橙红色，镶嵌着具有金属光泽的小块，对光照之闪闪发光。表面粗糙，有时一面呈橙黄色而略平滑。质硬体重，易砸碎。断面红褐色。气无。粉末黄色。以色黄有光泽，内外一致，体坚重者为佳。略溶于水，易溶于硝酸。露置于空气中则徐徐吸收二氧化碳气体，变成碱式碳酸铅（铅粉）。

◆ **饮片性状**　本品为粒度均匀，棕黄色或灰黄色的粉末。对光照之可见银白色金属样的闪光点。质重，体沉。气微。

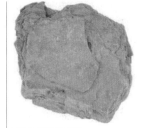

密陀僧药材图

◆ **粉末特征**　取本品粉末，用盐酸湿润后，在光洁的铜片上摩擦，铜片表面显银白色光泽，加热烘烤后，银白色即消失。

◆ **性味归经**　味咸、辛，性平；有毒。入肝、脾经。

◆ **功能主治**　燥湿，杀虫，解毒，收敛，防腐。主治疮疡溃烂久不收敛，口疮，湿疹，疥癣，狐臭，汗斑，黯黯，酒渣鼻，烫伤。

◆ **用法用量**　内服：研末，0.2~0.5 g；或入丸、散。外用：适量，研末撒或调涂；或制成膏药、软膏、油剂等。

◆ **使用注意**　本品以外用为主，长期大量使用易引起铅中毒。内服宜慎，不可过量，不能超过一星期，体虚者及孕妇、儿童禁服。

◆ **贮藏**　置干燥处，密闭。

硫　黄

Liuhuang

◆ **来源**　本品为自然元素类矿物硫族自然硫，主含硫（S）。

◆ **生长环境与分布** 常见于温泉、喷泉、火山口区域；沉积岩中亦常有之。产于山西、陕西、河南、山东、湖北、湖南、江苏、四川、广东、台湾等地。

◆ **采收加工** 采挖后，加热熔化，除去杂质；或用含硫矿物经加工制得。

◆ **药材性状** 本品呈不规则块状。黄色或略呈绿黄色。表面不平坦，呈脂肪光泽，常有多数小孔。用手握紧置于耳旁，可闻轻微的爆裂声。体轻，质松，易碎，断面常呈针状结晶形。有特异的臭气，味淡。

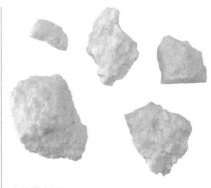

硫黄药材图

◆ **饮片性状** 生硫黄 同药材。

制硫黄 本品为不规则的小块或颗粒，灰黄色，少光泽，质松，易脆，气稍淡。

◆ **粉末特征** 透射偏光镜下：无色透明，微带黄色。高突起，暗边明显。折光率 N_p=1.957 9，N_m=2.037 1，N_g=2.245。干涉色极高，斜消光。2V=69°；双折射率=0.2571。

◆ **性味归经** 味酸，性温；有毒。归肾、大肠经。

◆ **功能主治** 外用解毒杀虫疗疮；内服补火助阳通便。外治用于疥癣，秃疮，阴疽恶疮；内服用于阳痿足冷，虚喘冷哮，虚寒便秘。

◆ **用法用量** 外用适量，研末以油调涂敷患处。内服 1.5~3 g，炮制后入丸散服。

◆ **使用注意** 孕妇慎用。不宜与芒硝、玄明粉同用。

◆ **贮藏** 置干燥处，密闭。

雄 黄

Xionghuang

◆ **来源** 本品为硫化物类矿物雄黄族雄黄，主含二硫化二砷（As_2S_2）。

◆ **生长环境与分布** 产于低温热液矿脉内，温泉及火山附近也有存在。常与雄黄、辉锑矿等共生。产于湖南、湖北、贵州、云南、四川等地。

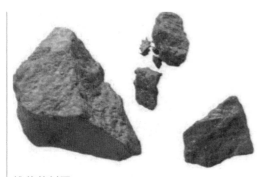
雄黄药材图

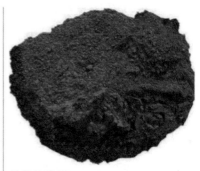
雄黄饮片图

◆ **采收加工**　采挖后，除去杂质。

◆ **药材性状**　本品为块状或粒状集合体，呈不规则块状。深红色或橙红色，条痕淡橘红色，晶面有金刚石样光泽。质脆，易碎，断面具树脂样光泽。微有特异的臭气，味淡。精矿粉为粉末状或粉末集合体，质松脆，手捏即成粉，橙黄色，无光泽。

◆ **饮片性状**　雄黄粉　本品为橙黄色或橙红色极细粉末，易粘手，气特异。

◆ **粉末特征**　反射偏光镜下：反射色为灰色，微带紫色；内反射橙色；偏旋光性清楚；反射率20%（伏黄）。透射偏光镜下：多色性明显，$N_g=N_m$，淡金黄色或朱红色，N_p几乎无色至浅橙黄色；干涉色橙红色；斜消光，消光角$C \wedge N_p=11°$。二轴晶；负光性。折射率$N_g=2.704$，$N_m=2.648$，$N_p=2.538$；双折射率$N_g-N_p=0.166$。

◆ **性味归经**　辛，温；有毒。归肝、大肠经。

◆ **功能主治**　解毒杀虫，燥湿祛痰，截疟。用于痈肿疔疮，蛇虫咬伤，虫积腹痛，惊痫，疟疾。

◆ **用法用量**　0.05~0.1 g，入丸散用。外用适量，熏涂患处。

◆ **使用注意**　内服宜慎；不可久用；孕妇禁用。

◆ **贮藏**　置干燥处，密闭。

附录

◆ 常见
有毒中药材图鉴

附录A
主要参考书目

［1］国家药典委员会.中华人民共和国药典［M］.北京：中国医药科技出版社，2020.

［2］南京中医药大学.中药大辞典［M］.2版.上海：上海科学技术出版社，2006.

［3］高学敏.中药学［M］.北京：中国中医药出版社，2013.

［4］杜贵友，方文贤.有毒中药现代研究与合理应用［M］.北京：人民卫生出版社，2003.

［5］杨仓良.毒药本草［M］.北京：中国中医药出版社，1993.

［6］周祯祥，唐德才.中药学［M］.北京：中国中医药出版社，2016.

［7］郭晓庄.有毒中药大辞典［M］.天津：天津科技翻译出版公司，1991.

［8］杨军宣，蒲晓东.常用有毒中药现代研究与应用［M］.北京：科学出版社，2014.

［9］赵军宁，叶祖光.中药毒性理论与安全性评价［M］.北京：人民卫生出版社，2011.

［10］朱照静，谈利红，杨军宣.毒性中药学［M］.北京：科学出版社，2021.

附录 B
《中华人民共和国药典》
2020年版收载的有毒中药及常用剂量

表B1　《中华人民共和国药典》2020年版（一部）
收载的毒性药材名单与毒性分级

毒性分级	毒性药材
大毒（共10种）	川乌、马钱子、马钱子粉、天仙子、巴豆、巴豆霜、红粉、闹羊花、草乌、斑蝥
有毒（共42种）	干漆、土荆皮、山豆根、千金子、千金子霜、制川乌、天南星、制天南星、木鳖子、甘遂、仙茅、白附子、白果、半夏、朱砂、华山参、全蝎、芫花、苍耳子、两头尖、附子、苦楝皮、金钱白花蛇、京大戟、制草乌、牵牛子、轻粉、香加皮、洋金花、常山、商陆、硫黄、雄黄、蓖麻子、蜈蚣、罂粟壳、蕲蛇、蟾酥、三棵针、白屈菜、臭灵丹草、狼毒
小毒（共31种）	丁公藤、九里香、土鳖虫、川楝子、小叶莲、水蛭、艾叶、北豆根、地枫皮、红大戟、两面针、吴茱萸、苦木、苦杏仁、草乌叶、南鹤虱、鸦胆子、重楼、急性子、蛇床子、猪牙皂、绵马贯众、绵马贯众炭、蒺藜、鹤虱、大皂角、飞扬草、金铁锁、紫萁贯众、榼藤子、翼首草

表B2　《中华人民共和国药典》2020年版（一部）
毒性药材最大日常用剂量分段

最大日常用剂量（g）分段范围	药材数量（种）	毒性药材名称	最大日常用剂量（g）
0.03~0.1	3	蟾酥	0.015~0.03
		斑蝥	0.03~0.06
		雄黄	0.05~0.10

续表

最大日常用剂量（g）分段范围	药材数量（种）	毒性药材名称	最大日常用剂量（g）
0.1~1.0	10	华山参	0.10~0.20
		巴豆霜、金铁锁	0.10~0.30
		轻粉	0.20~0.40
		朱砂	0.10~0.50
		马钱子、马钱子粉、洋金花	0.30~0.60
		天仙子	0.06~0.60
		千金子霜	0.50~1.00
1.0~1.2	2	木鳖子	0.90~1.20
		草乌叶	1.00~1.20
1.2~1.5	4	甘遂	0.50~1.50
		闹羊花	0.60~1.50
		猪牙皂、大皂角	1.00~1.50
1.5~2.0	2	鸦胆子	0.50~2.00
		千金子	1.00~2.00
2.0~3.0	9	两头尖、水蛭、翼首草	1.00~3.00
		红大戟、制川乌、制草乌、京大戟、芫花、硫黄	1.5~3（注：醋芫花研末吞服，一次0.6~0.9 g，一日一次）
3.0~6.0	15	苦木（枝）	3~4.5（苦木叶1~3）
		金钱白花蛇、干漆、蓖麻子、吴茱萸	2.00~5.00
		蜈蚣、急性子	3.00~5.00
		牵牛子、山豆根、苦楝皮、罂粟壳、全蝎、白附子、香加皮、丁公藤	3.00~6.00
6.0~10.0	24	小叶莲、蕲蛇、商陆、北豆根、重楼、制天南星、南鹤虱、鹤虱、半夏、艾叶	3.00~9.00
		紫萁贯众、常山	5.00~9.00
		地枫皮、飞扬草	6.00~9.00

最大日常用剂量 （g）分段范围	药材数量 （种）	毒性药材名称	最大日常用剂量 （g）
6.0~10.0	24	白果、川楝子、绵马贯众（炭）、苦杏仁、两面针	5.00~10.0
		仙茅、苍耳子	3.00~10.0
		土鳖虫、蛇床子	3.00~10.0
		蒺藜	6.00~10.0
10.0~12.0	1	九里香	6.00~12.0
12.0~15.0	4	附子	3.00~15.0
		三棵针、臭灵丹草	9.00~15.0
		榼藤子	10.0~15.0
15.0~18.0	1	白屈菜	9.00~18.0

附录C
汉字笔画索引